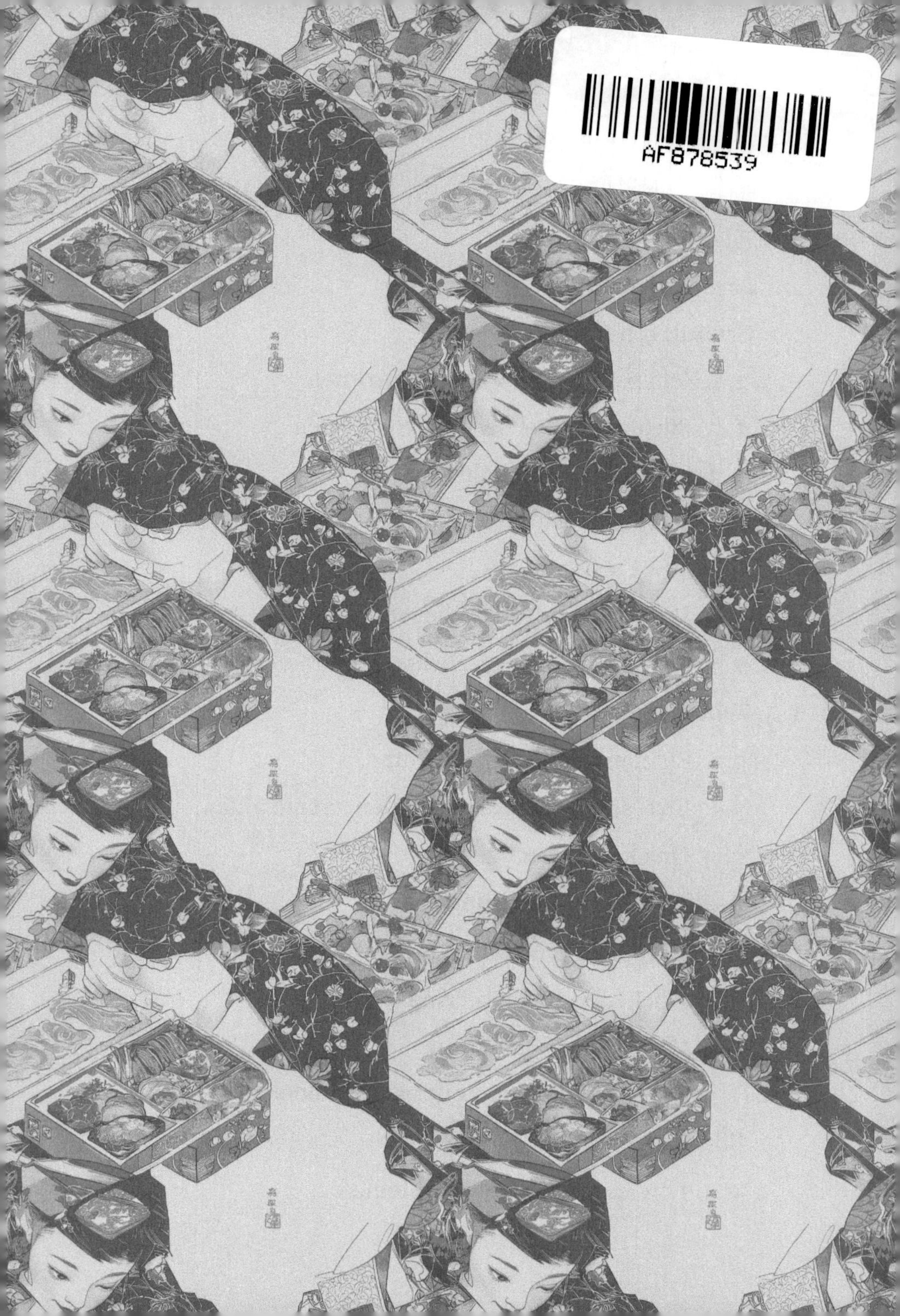

Inhaltsverzeichnis

Artemis Saage

Low Carb für Berufstätige: Zeitsparende Ernährung im Arbeitsalltag

Praxiserprobte Strategien für Büro, Außendienst und Schichtarbeit - Mit Meal Prep Konzepten und Notfallplänen für stressige Arbeitstage

116 Quellen
30 Fotos / Grafiken
19 Illustrationen

Impressum

Saage Media GmbH
c/o SpinLab – The HHL Accelerator
Spinnereistraße 7
04179 Leipzig, Germany
E-Mail: contact@SaageMedia.com
Web: SaageMedia.com
Commercial Register: Local Court Leipzig, HRB 42755 (Handelsregister: Amtsgericht Leipzig, HRB 42755)
Managing Director: Rico Saage (Geschäftsführer)
VAT ID Number: DE369527893 (USt-IdNr.)

Publisher: Saage Media GmbH
Veröffentlichung: 01.2025
Umschlagsgestaltung: Saage Media GmbH
ISBN-Softcover: 978-3-384-47739-2
ISBN-Ebook: 978-3-384-47740-8

Rechtliches / Hinweise

Die in diesem Buch aufgeführten externen Links und Quellenverweise wurden zum Zeitpunkt der Buchveröffentlichung geprüft. Auf die aktuellen und zukünftigen Gestaltungen und Inhalte der verlinkten Seiten hat der Autor keinen Einfluss. Für illegale, fehlerhafte oder unvollständige Inhalte sowie für Schäden, die durch die Nutzung oder Nichtnutzung der Informationen entstehen, haftet allein der Anbieter der verlinkten Website, nicht derjenige, der über Links auf die jeweilige Veröffentlichung verweist. Alle verwendeten externen Quellen sind im Literaturverzeichnis aufgeführt. Trotz sorgfältiger inhaltlicher Kontrolle übernehmen wir keine Haftung für die Inhalte externer Quellen. Für den Inhalt der zitierten Quellen sind ausschließlich deren Betreiber verantwortlich. Bilder und Quellen Dritter sind als solche gekennzeichnet. Die Vervielfältigung, Bearbeitung, Verbreitung und jede Art der Verwertung außerhalb der Grenzen des Urheberrechtes bedürfen der schriftlichen Zustimmung des jeweiligen Autors bzw. Erstellers.
Die in diesem Buch enthaltenen Quellenverweise und Zitate wurden sorgfältig recherchiert und sinngemäß wiedergegeben. Die Interpretation und Darstellung der zitierten Inhalte spiegelt die Auffassung des Autors wider und muss nicht zwangsläufig mit der Intention oder Meinung der ursprünglichen Autoren übereinstimmen. Bei sinngemäßen Zitaten wurden die Kernaussagen der Originalquellen nach bestem Wissen und Gewissen in den Kontext dieses Werkes eingebettet, können jedoch durch die Übertragung und Vereinfachung von den ursprünglichen Formulierungen und Bedeutungsnuancen abweichen. Alle verwendeten Quellen sind im Literaturverzeichnis vollständig aufgeführt und können dort im Original nachgelesen werden. Die Verantwortung für die Interpretation und kontextuelle Einbettung der zitierten Inhalte liegt beim Autor dieses Buches. Bei wissenschaftlichen Fragestellungen und Detailinformationen wird empfohlen, die Originalquellen zu konsultieren. Der Autor hat sich bemüht, komplexe wissenschaftliche Sachverhalte allgemeinverständlich darzustellen. Dabei können Vereinfachungen und Verallgemeinerungen nicht ausgeschlossen werden. Für die fachliche Richtigkeit und Vollständigkeit der vereinfachten Darstellungen kann keine Gewähr übernommen werden. Die sinngemäße Wiedergabe von Zitaten und wissenschaftlichen Erkenntnissen erfolgt nach bestem Wissen und Gewissen unter Beachtung des Zitatrechts gemäß § 51 UrhG. Bei der Vereinfachung und Übertragung und ggf. Übersetzung wissenschaftlicher Inhalte in eine allgemeinverständliche Sprache können Bedeutungsnuancen und fachliche Details verloren gehen. Für akademische Zwecke und bei der Verwendung als wissenschaftliche Referenz wird ausdrücklich empfohlen, auf die Originalquellen zurückzugreifen. Die vereinfachte Darstellung dient ausschließlich der populärwissenschaftlichen Information.
Die in diesem Buch vorgestellten Ernährungskonzepte und Meal Prep Strategien basieren auf praktischen Erfahrungen und wissenschaftlichen Erkenntnissen zum Zeitpunkt der Drucklegung. Trotz sorgfältiger Recherche können sich Empfehlungen und ernährungswissenschaftliche Erkenntnisse im Laufe der Zeit ändern. Die beschriebenen Low-Carb-Konzepte und Mahlzeitenplanungen sind als allgemeine Orientierung zu verstehen und ersetzen keine individuelle Ernährungsberatung. Vor Beginn einer Ernährungsumstellung, insbesondere bei bestehenden Vorerkrankungen, Stoffwechselstörungen oder der Einnahme von Medikamenten, sollten Sie Rücksprache mit Ihrem Arzt oder einer qualifizierten Ernährungsfachkraft halten. Die Autorin übernimmt keine Haftung für gesundheitliche Folgen oder Komplikationen, die sich aus der Anwendung der vorgestellten Ernährungskonzepte ergeben könnten. Die individuellen Reaktionen auf Ernährungsumstellungen können stark variieren. Die aufgeführten Marken- und Produktnamen sind Eigentum ihrer jeweiligen Inhaber und werden nur zu Informationszwecken genannt. Nährwertangaben und Produktempfehlungen entsprechen dem Stand bei Drucklegung. Aktuelle Produktzusammensetzungen können davon abweichen. Die wissenschaftlichen Quellen und Studien, auf denen die Ernährungsempfehlungen basieren, sind im Anhang aufgeführt.
Dieses Buch wurde unter Verwendung von Künstlicher Intelligenz und anderen Tools erstellt. Unter anderem wurden Tools für die Recherche und Generierung der dekorativen Illustrationen eingesetzt. Trotz Kontrolle können Fehler nicht vollständig ausgeschlossen werden. Wir möchten betonen, dass der Einsatz von KI als unterstützendes Werkzeug dient, um unseren Lesern ein qualitativ hochwertiges und inspirierendes Leseerlebnis zu bieten.

Liebe Leserinnen, liebe Leser,

von Herzen danke ich Ihnen, dass Sie sich für dieses Buch entschieden haben. Mit Ihrer Wahl haben Sie mir nicht nur Ihr Vertrauen geschenkt, sondern auch einen Teil Ihrer wertvollen Zeit. Das weiß ich sehr zu schätzen.
Gesunde Ernährung trotz vollem Terminkalender? Eine Herausforderung, der sich viele Berufstätige täglich stellen müssen. Dieses praxisnahe Handbuch zeigt, wie sich Low Carb auch bei hoher Arbeitsbelastung, Termindruck und unregelmäßigen Arbeitszeiten erfolgreich umsetzen lässt. Von der effizienten Meal Prep am Wochenende bis zu durchdachten Notfallstrategien für stressige Meetings – hier finden Sie erprobte Lösungen für typische Stolperfallen im Berufsalltag. Profitieren Sie von bewährten Konzepten für verschiedene Arbeitssituationen: Ob im Büro, im Außendienst oder im Schichtdienst – lernen Sie, wie Sie Ihre Low Carb Ernährung zeitsparend und stressfrei in Ihren individuellen Arbeitsrhythmus integrieren. Mit diesem strukturierten Leitfaden gelingt Ihnen die Umstellung auf Low Carb ohne Mehraufwand im Beruf. Die vorgestellten Strategien sind direkt im Alltag umsetzbar und wurden von Berufstätigen in der Praxis erprobt. Starten Sie jetzt mit einem durchdachten System, das Ihre berufliche Leistungsfähigkeit unterstützt und gleichzeitig Ihre Gesundheitsziele im Blick behält.
Ich wünsche Ihnen nun eine inspirierende und aufschlussreiche Lektüre. Sollten Sie Anregungen, Kritik oder Fragen haben, freue ich mich über Ihre Rückmeldung. Denn nur durch den aktiven Austausch mit Ihnen, den Lesern, können zukünftige Auflagen und Werke noch besser werden. Bleiben Sie neugierig!

Artemis Saage
Saage Media GmbH

- support@saagemedia.com
- Spinnereistraße 7 - c/o SpinLab – The HHL Accelerator, 04179 Leipzig, Germany

Einleitung

Um Ihnen die bestmögliche Leseerfahrung zu bieten, möchten wir Sie mit den wichtigsten Merkmalen dieses Buches vertraut machen. Die Kapitel sind in einer logischen Reihenfolge angeordnet, sodass Sie das Buch von Anfang bis Ende durchlesen können. Gleichzeitig wurde jedes Kapitel und Unterkapitel als eigenständige Einheit konzipiert, sodass Sie auch gezielt einzelne Abschnitte lesen können, die für Sie von besonderem Interesse sind. Jedes Kapitel basiert auf sorgfältiger Recherche und ist durchgehend mit Quellenangaben versehen. Sämtliche Quellen sind direkt verlinkt, sodass Sie bei Interesse tiefer in die Thematik eintauchen können. Auch die im Text integrierten Bilder sind mit entsprechenden Quellenangaben und Links versehen. Eine vollständige Übersicht aller Quellen- und Bildnachweise finden Sie im verlinkten Anhang. Um die wichtigsten Informationen nachhaltig zu vermitteln, schließt jedes Kapitel mit einer prägnanten Zusammenfassung. Fachbegriffe sind im Text unterstrichen dargestellt und werden in einem direkt darunter platzierten, verlinkten Glossar erläutert.

Für einen schnellen Zugriff auf weiterführende Online-Inhalte können Sie die QR-Codes mit Ihrem Smartphone scannen.

Zusätzliche Bonus-Materialien auf unserer Website

Auf unserer Website stellen wir Ihnen folgende exklusive Materialien zur Verfügung:

- Bonusinhalte und zusätzliche Kapitel
- Eine kompakte Gesamtzusammenfassung
- Eine PDF-Datei mit allen Quellenangaben
- Weiterführende Literaturempfehlungen

Die Website befindet sich derzeit noch im Aufbau.

SaageBooks.com/de/low_carb_fuer_berufstaetige-bonus-5YRP41

1. Low Carb Basics für den Arbeitsalltag

Eine kohlenhydratarme Ernährung im Berufsalltag umzusetzen, stellt viele Menschen vor große Herausforderungen. Wie lässt sich eine Low-Carb-Ernährung in den oft hektischen Arbeitsalltag integrieren? Welche Strategien funktionieren für unterschiedliche Berufsgruppen - vom Büroangestellten bis zum Schichtarbeiter? Die Vereinbarkeit von beruflichen Anforderungen und bewusster Ernährung erfordert durchdachte Lösungen. Dabei spielen nicht nur die Mahlzeitenplanung, sondern auch praktische Aspekte wie Vorbereitung, Transport und Lagerung eine wichtige Rolle. Besonders relevant sind zeitsparende Methoden, die sich flexibel an verschiedene Arbeitssituationen anpassen lassen. Dieses Kapitel zeigt praxiserprobte Strategien für eine erfolgreiche Integration von Low Carb in den Berufsalltag - von effizienten Planungsmethoden bis hin zu schnellen Notfalllösungen für stressige Tage. Die folgenden Seiten bieten konkrete Handlungsempfehlungen, mit denen sich eine kohlenhydratarme Ernährung auch unter Zeitdruck nachhaltig umsetzen lässt.

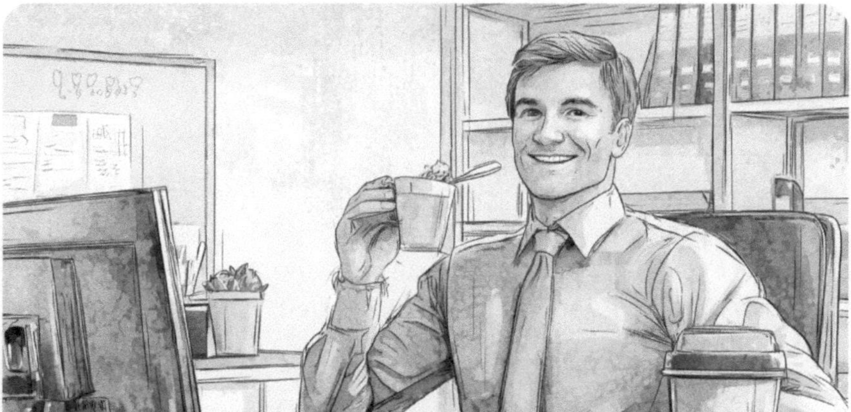

1. 1. Grundlagen für Berufstätige

Wie lässt sich eine kohlenhydratarme Ernährung erfolgreich in einen fordernden Berufsalltag integrieren? Welche grundlegenden Prinzipien müssen Berufstätige beachten, um Low Carb nachhaltig umzusetzen? Diese Fragen beschäftigen viele Menschen, die ihre Ernährung umstellen möchten, aber durch Zeitmangel, unregelmäßige Arbeitszeiten oder Schichtdienst vor besonderen Herausforderungen stehen. Die erfolgreiche Integration einer Low-Carb-Ernährung in den Berufsalltag basiert auf drei wesentlichen Säulen: zeitsparenden Prinzipien, bürotauglichen Strategien und speziellen Lösungen für den Schichtdienst. Dabei spielen nicht nur die Auswahl geeigneter Lebensmittel, sondern auch durchdachte Planung und praktische Routinen eine zentrale Rolle. Die folgenden Grundlagen zeigen systematisch auf, wie Sie Low Carb auch unter zeitlicher Belastung und beruflichem Stress erfolgreich in Ihren Alltag integrieren können.

> *„Die wichtigste Grundlage für eine effiziente Low-Carb-Ernährung im Berufsalltag bildet das systematische Meal Prepping, das nicht nur Zeit spart, sondern auch dabei hilft, Ernährungsziele konsequent zu verfolgen."*

1. 1. 1. Zeitsparende Low Carb Prinzipien

Eine effiziente Low-Carb-Ernährung im Berufsalltag basiert auf durchdachter Planung und cleveren Zeitmanagement-Strategien. Die wichtigste Grundlage bildet das systematische Meal Prepping, das nicht nur Zeit spart, sondern auch dabei hilft, Ernährungsziele konsequent zu verfolgen [s1]. Ein wesentlicher Erfolgsfaktor ist die Wochenplanung. Nehmen Sie sich etwa 30 Minuten Zeit, um alle Mahlzeiten und Snacks für die kommende Woche festzulegen. Nutzen Sie dabei Online-Rechner zur präzisen Bestimmung Ihrer individuellen Makronährstoffe [s1]. Ein praktischer Ansatz ist die Erstellung einer "Ketofreundlichen Speisekammer" mit Grundzutaten, die schnelle Mahlzeitenzubereitung ermöglicht [s2]. Für das Frühstück eignen sich besonders zeitsparende Optionen wie "Overnight-Varianten", die Sie am Vorabend vorbereiten können [s3]. Ein konkretes Beispiel ist ein Low-Carb-Chiapudding: Mischen Sie abends 3 EL Chiasamen mit 250ml Mandelmilch und Ihren bevorzugten zuckerfreien Aromen. Am nächsten Morgen haben Sie ein fertiges Frühstück. Die Mittagsversorgung lässt sich durch "Batch Cooking" optimieren [s4]. Bereiten Sie beispielsweise sonntags eine größere Menge Hähnchenbrust zu, die Sie portionsweise mit verschiedenen Low-Carb-Gemüsebeilagen kombinieren können. Praktisch sind auch vorgegrilltes Gemüse oder vorbereitete Salate in Mehrweggläsern, die Sie einfach mit zur Arbeit nehmen können. Für das Abendessen empfiehlt sich die "2-2-3-Methode": Planen Sie zwei sehr schnelle Gerichte (wie Low-Carb-Omelette), zwei vorbereitete Mahlzeiten aus dem Meal Prep und drei frisch zubereitete, aber unkomplizierte Gerichte pro Woche [s4]. Dies schafft eine ausgewogene Balance zwischen Zeiteffizienz und kulinarischer Abwechslung. Snacks spielen eine wichtige Rolle im Berufsleben. Portionieren Sie am Wochenende kleine Behälter mit Nüssen, Käsewürfeln oder hartgekochten Eiern vor [s4]. Diese lassen sich problemlos im Büro aufbewahren und verhindern spontane Griffe zu kohlenhydratreichen Alternativen. Ein weiterer zeitsparender Aspekt ist die Integration von ketogenen Supplementen in den Tagesablauf. Eine morgendliche Dosis kann den Stoffwechsel aktivieren und für konstante Energielevel sorgen [s2]. Dies ist besonders an stressigen Arbeitstagen hilfreich, wenn wenig Zeit für ausführliche Mahlzeiten bleibt. Die Verwendung moderner Küchengeräte kann die Zubereitungszeit deutlich reduzieren. Ein Schnellkochtopf beispielsweise verkürzt die Garzeit von Fleisch oder Gemüse erheblich [s3].

Auch die Mikrowelle ist ein unterschätzter Helfer für die schnelle Zubereitung von Low-Carb-Mahlzeiten. Soziale Unterstützung kann ebenfalls zur Zeiteffizienz beitragen. Suchen Sie sich einen "Accountability Partner", mit dem Sie Meal Prep-Sessions durchführen oder Erfahrungen austauschen können [s1]. Dies macht die Vorbereitung nicht nur effizienter, sondern auch unterhaltsamer. Dokumentation ist ein weiterer wichtiger Aspekt. Führen Sie ein digitales Rezeptbuch mit bewährten, schnellen Low-Carb-Gerichten. Notieren Sie Zubereitungszeiten und mögliche Variationen. Apps zur Nährwerterfassung können dabei helfen, den Überblick über die Makronährstoffe zu behalten [s1]. Die kreative Verwendung von Resten ist ebenfalls zeitsparend. Planen Sie bewusst größere Portionen ein, die Sie am nächsten Tag in einer anderen Form verwenden können. Beispielsweise lässt sich gebratenes Hähnchen in einen Low-Carb-Salat integrieren oder zu einer schnellen Curry-Variation verarbeiten. Durch die konsequente Anwendung dieser Prinzipien und die Entwicklung einer persönlichen Routine wird die Low-Carb-Ernährung im Berufsalltag nicht nur machbar, sondern auch effizient und nachhaltig umsetzbar.

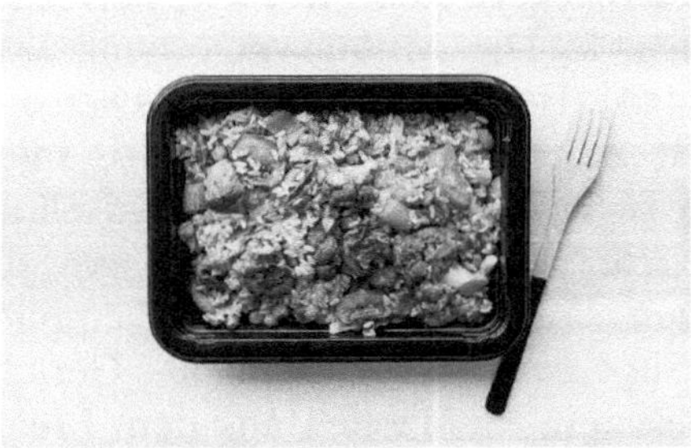

Meal Prepping [i1]

Glossar

Accountability Partner
Eine Person, die als Motivations- und Kontrollpartner fungiert und gegenseitige Verantwortlichkeit für das Erreichen von Zielen schafft. Ursprünglich aus dem amerikanischen Coaching-Bereich.

Batch Cooking
Eine Kochmethode, bei der große Mengen von Speisen auf einmal zubereitet werden, typischerweise für 3-7 Tage im Voraus. Stammt ursprünglich aus der Großküchen-Gastronomie.

Overnight
Bezieht sich auf die Zubereitung von Speisen, die über Nacht im Kühlschrank ziehen oder quellen. Stammt aus der amerikanischen Frühstückskultur der 1950er Jahre.

1. 1. 2. Bürotaugliche Low Carb Strategien

Im Büroalltag stellt die konsequente Umsetzung einer Low-Carb-Ernährung besondere Herausforderungen dar, die mit den richtigen Strategien jedoch gut zu meistern sind. Eine zentrale Rolle spielt dabei der Proteinkonsum am Morgen: Studien zeigen, dass die Aufnahme von hochwertigem Protein innerhalb der ersten Stunde nach dem Aufstehen den Stoffwechsel optimal aktiviert und für einen ausgeglichenen Blutzuckerspiegel über den Tag sorgt [s5].

Die Gestaltung des Arbeitsplatzes hat einen erheblichen Einfluss auf den Erfolg der Low-Carb-Ernährung. Richten Sie sich eine "Low-Carb-freundliche Schreibtischschublade" ein, die mit passenden Snacks bestückt ist. Praktisch sind beispielsweise portionierte Nussmischungen, Kokos-Chips oder Proteinriegel ohne zugesetzte Zucker. Diese Vorbereitung verhindert, dass Sie in stressigen Momenten zu kohlenhydratreichen Snacks aus dem Büroautomaten greifen. Ein oft unterschätzter Aspekt ist die soziale Komponente der Büroernährung. Informieren Sie Ihre Kollegen respektvoll über Ihre Ernährungsweise und suchen Sie sich möglicherweise Gleichgesinnte. Dies erleichtert nicht nur gemeinsame Mittagspausen, sondern schafft auch ein unterstützendes Umfeld. Bei Teammeetings oder Geburtstagsfeiern können Sie proaktiv Low-Carb-Alternativen vorschlagen oder selbst mitbringen, wie beispielsweise einen Gemüse-Dip-Teller oder Low-Carb-Muffins. Die Nutzung moderner Bürolunch-Services bietet eine praktische Lösung für die Mittagsversorgung. Viele Anbieter haben sich auf spezielle Ernährungsformen eingestellt und bieten Low-Carb-Optionen an [s6]. Achten Sie bei der Auswahl auf transparente Nährwertangaben und die Möglichkeit, Mahlzeiten nach Ihren Bedürfnissen anzupassen. Ein konkretes Beispiel ist die Bestellung eines Salats mit extra Protein und der Option, kohlenhydratreiche Komponenten wie Croutons oder Dressings separat zu erhalten. Die Getränkeversorgung im Büro verdient besondere Aufmerksamkeit. Stellen Sie sich eine Auswahl an zuckerfreien Getränken zusammen, die Sie bei der Einhaltung Ihrer Low-Carb-Ziele unterstützen.

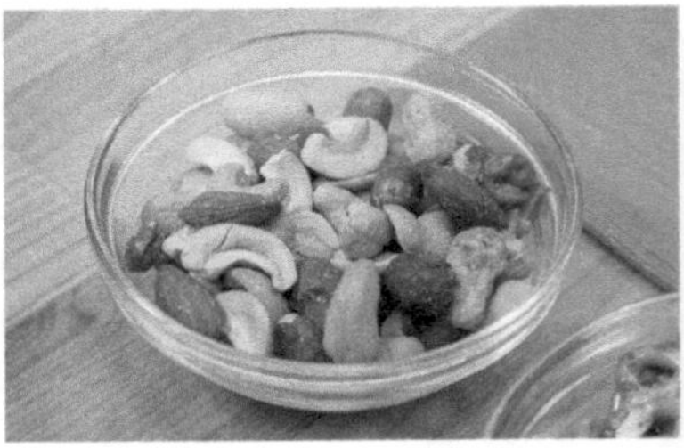

Nussmischungen [i2]

Neben Wasser eignen sich ungesüßte Tees, Kaffee oder mit Mineralwasser aufgespritzte Fruchtsäfte im Verhältnis 1:10. Ein praktischer Tipp ist die Anschaffung einer großen Wasserflasche mit Markierungen für die stündliche Trinkmenge. Für Geschäftsreisen und externe Termine empfiehlt sich eine durchdachte "Emergency-Box". Diese enthält haltbare Low-Carb-Optionen wie Thunfisch in der Dose, Beef Jerky oder Proteinpulver in Einzelportionen. So sind Sie auch bei unerwarteten Verzögerungen oder in Situationen mit eingeschränkter Essensauswahl gut versorgt. Die Integration von Bewegung in den Büroalltag unterstützt die Low-Carb-Ernährung zusätzlich. Nutzen Sie die Mittagspause für einen kurzen Spaziergang, nehmen Sie die Treppe statt des Aufzugs oder führen Sie kurze Dehnübungen am Schreibtisch durch. Diese Aktivitäten fördern nicht nur die Fettverbrennung, sondern reduzieren auch stressbedingte Heißhungerattacken. Ein weiterer wichtiger Aspekt ist die Entwicklung von Strategien für typische Bürosituationen wie lange Meetings oder Überstunden. Bereiten Sie sich darauf vor, indem Sie beispielsweise proteinreiche Snacks griffbereit haben oder sich im Voraus über Low-Carb-Optionen in der Umgebung informieren. Bei längeren Meetings können Sie auch vorab mit den Organisatoren sprechen und Ihre Ernährungsbedürfnisse kommunizieren. Die Etablierung fester Essenszeiten im Büroalltag hilft dabei, den glykämischen Index niedrig zu halten [s5]. Planen Sie Ihre Mahlzeiten in regelmäßigen Abständen und vermeiden Sie es, Mahlzeiten ausfallen zu lassen oder durch Snacks zu ersetzen. Ein strukturierter Tagesablauf mit festen Essenspausen unterstützt nicht nur die Low-Carb-Ernährung, sondern steigert auch die Arbeitsproduktivität. Die konsequente Umsetzung dieser bürotauglichen Low-Carb-Strategien erfordert anfangs etwas Planung und Organisation, führt aber langfristig zu einer nachhaltigen und erfolgreichen Ernährungsumstellung im Berufsalltag.

Glossar

Beef Jerky
Getrocknetes, gewürztes Rindfleisch mit hohem Proteingehalt und langer Haltbarkeit. Ursprünglich von amerikanischen Ureinwohnern entwickelt.

glykämischer Index
Ein Wert, der angibt, wie stark ein kohlenhydrathaltiges Lebensmittel den Blutzuckerspiegel ansteigen lässt. Je niedriger der Wert, desto geringer und langsamer der Anstieg.

1. 1. 3. Low Carb im Schichtdienst

Die Herausforderungen der Schichtarbeit erfordern besondere Aufmerksamkeit bei der Umsetzung einer Low-Carb-Ernährung. Studien zeigen, dass Schichtarbeiter häufig zu ungünstigen Ernährungsgewohnheiten neigen und einen höheren Body-Mass-Index aufweisen als Nicht-Schichtarbeiter [s7]. Besonders die Nachtschicht stellt dabei eine metabolische Herausforderung dar, da die Nahrungsaufnahme während dieser Zeit mit Störungen im Lipidstoffwechsel in Verbindung gebracht wird [s8]. Ein zentraler Aspekt der Low-Carb-Ernährung im Schichtdienst ist das Timing der Mahlzeiten. Experten empfehlen, die Hauptmahlzeit vor Beginn der Schicht einzunehmen und dann alle 3-4 Stunden kleinere, ausgewogene Snacks zu konsumieren [s9]. Ein praktisches Beispiel für eine Nachtschicht könnte so aussehen: Um 19 Uhr eine sättigende Low-Carb-Hauptmahlzeit wie gebratenes Lachs-Filet mit Gemüse, um 22 Uhr und 2 Uhr jeweils kleine Portionen Nüsse oder Käsewürfel mit Gurkenscheiben. Die Zusammensetzung der Mahlzeiten spielt eine entscheidende Rolle. Eine Ernährung mit hohem Fettanteil, moderatem Protein und niedrigem Kohlenhydratanteil hat sich als vorteilhaft erwiesen, um die Energie während der Schichten aufrechtzuerhalten [s9]. Dies ist besonders relevant, da Studien zeigen, dass eine erhöhte Kohlenhydrataufnahme während der Nachtschicht mit ungünstigen Cholesterinwerten korreliert [s8]. Für Schichtarbeiter kann das Konzept des intermittierenden Fastens interessant sein. Die Beschränkung der Essenszeiten auf ein 8-Stunden-Fenster kann helfen, den natürlichen zirkadianen Rhythmus zu unterstützen [s9]. Ein Nachtschichtarbeiter könnte beispielsweise sein Essensfenster von 18 Uhr bis 2 Uhr legen und dabei zwei Hauptmahlzeiten und einen Snack integrieren. Besondere Aufmerksamkeit sollte der Nährstoffversorgung gewidmet werden. Schichtarbeiter sollten auf eine ausreichende Zufuhr von Vitamin D, Magnesium und Omega-3-Fettsäuren achten [s9]. Praktisch umsetzen lässt sich dies durch den regelmäßigen Verzehr von fettem Fisch, Nüssen und grünem Gemüse. Ein konkreter Tipp ist die Vorbereitung von Portionsbeuteln mit verschiedenen Nüssen und Samen für die Nachtschicht.

Die Schlafqualität ist ein weiterer wichtiger Aspekt, der durch die Ernährung beeinflusst werden kann. Lebensmittel, die reich an Tryptophan sind, können hier unterstützend wirken [s9]. Vor dem Schlafengehen nach der Nachtschicht eignen sich beispielsweise Quark mit Leinsamen oder ein kleines Stück Truthenbrust. Für Diabetiker im Schichtdienst ist besondere Vorsicht geboten, da Nachtschichtarbeit mit einer schlechteren glykämischen Kontrolle in Verbindung gebracht wird [s10]. Hier ist eine strikte Einhaltung der Low-Carb-Prinzipien besonders wichtig. Die Verwendung eines Blutzucker-Messgeräts kann helfen, die individuellen Reaktionen auf verschiedene Mahlzeiten zu überwachen. Die praktische Umsetzung erfordert gute Vorbereitung. Bereiten Sie Mahlzeiten vor, die sich gut transportieren und bei Bedarf auch kalt verzehren lassen. Eine isolierte Lunchbox mit verschiedenen Fächern ermöglicht es, mehrere kleine Mahlzeiten organisiert mitzunehmen. Praktisch sind auch vorgekochte Eier, vorgeschnittenes Gemüse und portionierte Nussmischungen. Die Getränkeauswahl während der Nachtschicht sollte ebenfalls durchdacht sein. Koffeinhaltige Getränke sollten in der zweiten Hälfte der Schicht vermieden werden, um den späteren Schlaf nicht zu beeinträchtigen. Stattdessen eignen sich ungesüßte Kräutertees oder Wasser mit einer Scheibe Zitrone.

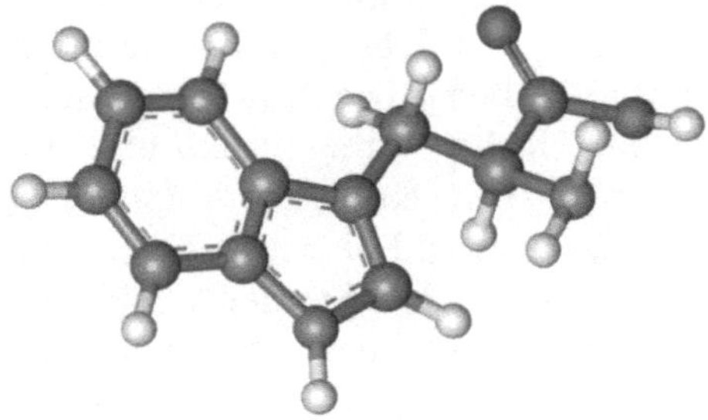

Tryptophan [i3]

Glossar

Body-Mass-Index
Eine Maßzahl zur Bewertung des Körpergewichts in Relation zur Körpergröße, berechnet durch Gewicht (kg) geteilt durch Körpergröße (m) zum Quadrat

glykämisch
Den Blutzuckerspiegel betreffend und dessen Veränderungen nach Nahrungsaufnahme

Lipidstoffwechsel
Alle Vorgänge im Körper, die der Aufnahme, dem Transport und der Verarbeitung von Fetten dienen

metabolisch
Den Stoffwechsel betreffend, bei dem Nährstoffe im Körper umgewandelt und verarbeitet werden

Tryptophan
Eine essenzielle Aminosäure, die der Körper in das Schlafhormon Melatonin umwandeln kann

zirkadian
Beschreibt den natürlichen Tag-Nacht-Rhythmus des Körpers, der etwa 24 Stunden umfasst

Zusammenfassung - 1. 1. Grundlagen für Berufstätige

- Meal Prepping und systematische Wochenplanung sind Grundpfeiler der beruflichen Low-Carb-Ernährung
- Die "2-2-3-Methode" kombiniert zwei schnelle, zwei vorbereitete und drei frisch zubereitete Gerichte pro Woche
- Proteinaufnahme in der ersten Stunde nach dem Aufstehen aktiviert den Stoffwechsel optimal
- Schichtarbeiter weisen statistisch einen höheren Body-Mass-Index auf als Nicht-Schichtarbeiter
- Nachtschichtarbeit korreliert mit Störungen im Lipidstoffwechsel
- Ein 8-Stunden-Essensfenster unterstützt den zirkadianen Rhythmus bei Schichtarbeit
- Erhöhte Kohlenhydrataufnahme während der Nachtschicht korreliert mit ungünstigen Cholesterinwerten
- Tryptophan-reiche Lebensmittel können die Schlafqualität nach Nachtschichten verbessern
- Nachtschichtarbeit ist mit schlechterer glykämischer Kontrolle bei Diabetikern verbunden
- Batch Cooking und Overnight-Varianten optimieren die Mahlzeitenvorbereitung im Berufsalltag
- Eine "Low-Carb-freundliche Schreibtischschublade" verhindert spontane kohlenhydratreiche Snacks
- Dokumentation bewährter Rezepte mit Zubereitungszeiten steigert die Effizienz der Umsetzung

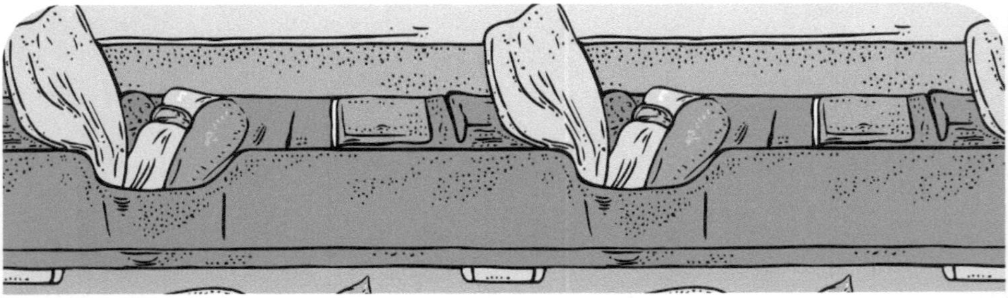

1. 2. Arbeitsplatzgerechte Varianten

Die Arbeitswelt ist vielfältig - vom Schreibtisch über den Außendienst bis zur Baustelle. Doch wie lässt sich eine kohlenhydratarme Ernährung in diese unterschiedlichen Arbeitsumgebungen integrieren? Welche spezifischen Herausforderungen ergeben sich durch verschiedene Tätigkeitsprofile? Und welche praktischen Lösungen existieren für die jeweiligen Arbeitssituationen? Eine Low-Carb-Ernährung erfordert in jedem Arbeitsumfeld eine durchdachte Herangehensweise. Während Büroarbeiter vor allem die Versuchung durch Snackautomaten meistern müssen, stehen Außendienstler vor der Herausforderung der Mahlzeitenplanung unterwegs. Menschen mit körperlich anstrengender Arbeit wiederum benötigen Strategien, um trotz reduzierter Kohlenhydratzufuhr ausreichend Energie für ihre Tätigkeit zur Verfügung zu haben. Die folgenden Abschnitte zeigen praxiserprobte Lösungen für unterschiedliche Arbeitsszenarien und liefern konkrete Handlungsempfehlungen für eine erfolgreiche Integration von Low Carb in den jeweiligen Arbeitsalltag.

> *„Viele Büro-Lunch-Services haben sich bereits auf die steigende Nachfrage nach Low-Carb-Optionen eingestellt und bieten entsprechende Mahlzeitenpläne an."*

1. 2. 1. Low Carb im Büro

Eine kohlenhydratarme Ernährung im Büroalltag erfordert gute Planung und clevere Strategien, lässt sich aber durchaus erfolgreich umsetzen. Die Herausforderung liegt dabei nicht nur in der Auswahl geeigneter Mahlzeiten, sondern auch in deren praktischer Integration in den Arbeitsalltag.

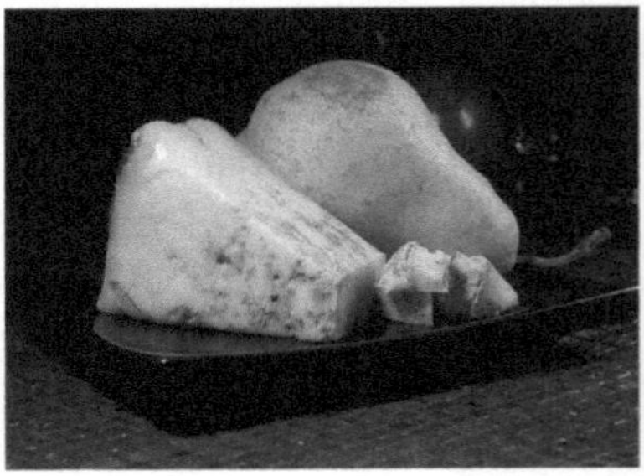

Gorgonzola [i4]

Viele Büro-Lunch-Services haben sich bereits auf die steigende Nachfrage nach Low-Carb-Optionen eingestellt und bieten entsprechende Mahlzeitenpläne an [s11]. Dies ermöglicht es Berufstätigen, auch ohne eigene Vorbereitung kohlenhydratarm zu essen. Besonders praktisch sind dabei Salate mit proteinreichen Toppings wie verschiedenen Käsesorten und Nüssen. Eine schmackhafte Kombination ist beispielsweise ein Salat mit Gorgonzola und Pecannüssen, abgerundet durch ein Vinaigrette-Dressing [s12]. Für diejenigen, die ihre Mahlzeiten lieber selbst vorbereiten, gibt es zahlreiche bürotaugliche Optionen. Ein beliebtes Frühstück ist der Blumenkohl-Toast, der sich hervorragend vorbereiten und einfrieren lässt [s13]. Als Mittagessen eignen sich besonders gut kalte Gerichte wie Thunfischsalat oder hartgekochte Eier, die keine Erwärmung benötigen und damit auch keine störenden Gerüche verursachen [s12]. Eine weitere praktische Option ist Hüttenkäse kombiniert mit Avocado, Tomate und Gurke - eine proteinreiche, sättigende Mahlzeit, die sich leicht transportieren lässt.

Die Snackauswahl im Büro stellt oft eine besondere Herausforderung dar. Hier empfiehlt es sich, eigene gesunde Alternativen mitzubringen [s14]. Selbst zubereitete Kokosnuss-Cashew-Frühstücksbissen oder Edamame mit Aleppo-Pfeffer [s13] sind ideale Snacks, die den Heißhunger auf Süßes oder Kohlenhydrate effektiv bekämpfen können. Auch proteinreiches Zucchini-Brot eignet sich hervorragend als Zwischenmahlzeit. Ein wichtiger Aspekt der Low-Carb-Ernährung im Büro ist die soziale Komponente. Die Suche nach einem "Ernährungspartner" kann dabei sehr motivierend wirken [s14]. Gemeinsam lassen sich beispielsweise in der Mittagspause gesunde Smoothies mit einem Büromixer zubereiten, was nicht nur Spaß macht, sondern auch zum Experimentieren mit neuen Zutaten anregt.

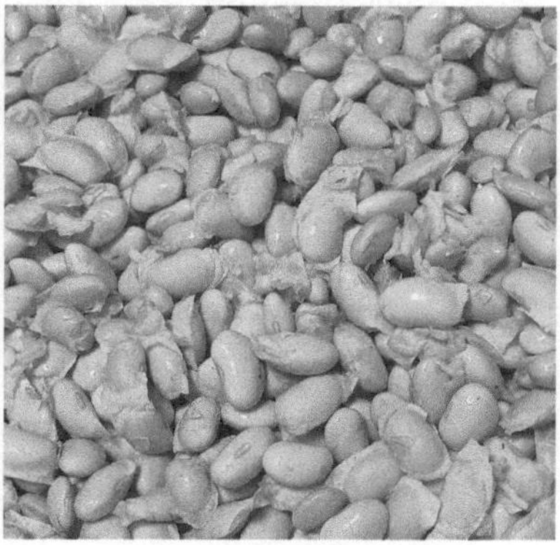

Edamame [i5]

Für vegetarische oder vegane Low-Carb-Ernährung im Büro bieten sich Tofu-Pfannen oder Seitan als proteinreiche Alternativen an [s12]. Diese lassen sich gut vorbereiten und in wiederverschließbaren Behältern transportieren. Pizza-Salat-Wraps [s13] sind eine kreative Alternative für alle, die auf klassische Mittagsgerichte nicht verzichten möchten. Um die Low-Carb-Ernährung im Büro nachhaltig zu gestalten, ist es sinnvoll, sich für bessere Snackoptionen in Automaten oder der Kantine einzusetzen [s14]. Die Nachfrage nach Nüssen, zuckerarmen Müsliriegeln und frischem Obst kann langfristig das Angebot beeinflussen. Ein weiterer wichtiger Aspekt ist die Bewegung im Büroalltag. Die Einrichtung eines Steharbeitsplatzes oder regelmäßige Spaziergänge in der Mittagspause unterstützen den Stoffwechsel und damit den Erfolg der Low-Carb-Ernährung [s14]. Diese Aktivitäten lassen sich gut mit Kollegen kombinieren, was wiederum die Motivation steigert. Die Vorbereitung ist der Schlüssel zum Erfolg: Am Wochenende können größere Mengen Blumenkohl-

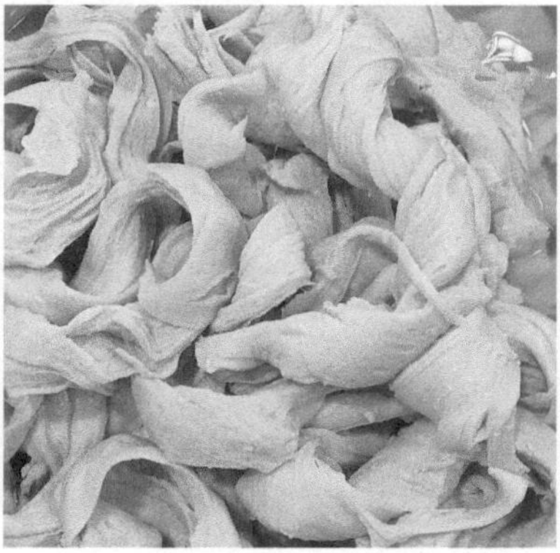

Seitan [i6]

Toast oder Zucchini-Brot gebacken und portionsweise eingefroren werden [s13]. Auch die Vorbereitung von Snackportionen für die gesamte Arbeitswoche spart Zeit und verhindert spontane Griffe zu kohlenhydratreichen Alternativen.

Glossar

Aleppo-Pfeffer
Ein mild-würziger, burgunderfarbener Pfeffer aus Syrien mit leicht fruchtiger Note und mittlerer Schärfe

Edamame
Unreif geerntete grüne Sojabohnen mit hohem Proteingehalt und wenig Kohlenhydraten, die meist gedämpft serviert werden

Gorgonzola
Ein italienischer Blauschimmelkäse mit hohem Fettgehalt und fast keinen Kohlenhydraten, der sich gut für Low-Carb-Ernährung eignet

Seitan
Ein Fleischersatz aus Weizeneiweiß, der trotz seiner Herkunft aus Weizen sehr proteinreich und kohlenhydratarm ist

Vinaigrette
Eine französische Salatsoße aus Öl, Essig oder Zitronensaft und Gewürzen, die besonders kalorienarm und kohlenhydratfrei ist

1. 2. 2. Low Carb für Außendienstler

Außendienstmitarbeiter stehen bei der Umsetzung einer Low-Carb-Ernährung vor besonderen Herausforderungen. Häufige Reisen, unregelmäßige Arbeitszeiten und wechselnde Essensmöglichkeiten erfordern durchdachte Strategien und flexible Lösungen. Eine praktische Option für Außendienstler sind monatliche Essensabonnements, die speziell auf kohlenhydratarme Ernährung ausgerichtet sind [s15]. Diese Services bieten nicht nur Convenience, sondern auch die Gewissheit, dass die Mahlzeiten den individuellen Makronährstoffbedürfnissen entsprechen. Besonders praktisch ist dabei die Möglichkeit, die Mahlzeiten an verschiedene Lieferadressen senden zu lassen - sei es ins Hotel oder zum nächsten Kundentermin. Für Tage mit vielen Terminen empfiehlt sich die Vorbereitung transportabler Low-Carb-Mahlzeiten. Eine moderne Interpretation des koreanischen Gerichts Japchae lässt sich hervorragend an die Bedürfnisse von Außendienstlern anpassen [s16]. Statt der traditionellen Glasnudeln werden dabei Zucchini-Nudeln verwendet, die sich zusammen mit Gemüse und Proteinen perfekt in einem isolierten Behälter transportieren lassen. Da das Gericht auch bei Raumtemperatur schmeckt, eignet es sich ideal für Situationen, in denen keine Möglichkeit zum Aufwärmen besteht. Die Ausrüstung spielt eine zentrale Rolle: Ein hochwertiger Thermosbehälter ermöglicht es, warme Mahlzeiten wie Fleisch- oder Fischgerichte mit gedämpftem Gemüse über mehrere Stunden warm zu halten. Kühlboxen mit Akkus sind unverzichtbar für den Transport von Salaten, kalten Proteinshakes oder frischem Gemüse. Eine praktische Ergänzung ist eine zusammenklappbare Lunchbox aus Silikon, die wenig Platz im Gepäck beansprucht.

Für spontane Mahlzeiten unterwegs ist es ratsam, eine "Notfall-Box" im Auto zu deponieren. Diese sollte haltbare Low-Carb-Optionen enthalten wie:
- Nüsse und Samen in portionierten Tütchen
- Thunfisch in Dosen
- Beef Jerky
- Kokos-Chips
- Proteinriegel ohne zugesetzte Zucker

Bei Hotelübernachtungen empfiehlt es sich, bereits bei der Buchung nach Low-Carb-Optionen beim Frühstück zu fragen. Viele Hotels bieten mittlerweile entsprechende Alternativen an oder sind bereit, individuelle Wünsche zu berücksichtigen. Ein kleiner Reise-Mixer ermöglicht es zudem, morgens schnell einen proteinreichen Shake zuzubereiten. Die Planung von Kundenterminen sollte die Mahlzeiten berücksichtigen. Wenn möglich, Meetings in Restaurants oder Cafés zu verlegen, die Low-Carb-Optionen anbieten, kann die Einhaltung der Ernährungsform erleichtern. Eine vorherige Online-Recherche nach geeigneten Lokalitäten in der Umgebung des Termins spart Zeit und vermeidet unangenehme Situationen. Für längere Autofahrten ist es sinnvoll, eine Routenplanung zu erstellen, die Stopps an Raststätten mit bekannt guten Low-Carb-Angeboten einbezieht. Einige Autobahn-Restaurants bieten mittlerweile "Protein-Bowls" oder "Salat-Bars" an, die eine kohlenhydratarme Mahlzeit ermöglichen. Die Hydration darf nicht vernachlässigt werden. Ein wiederverwendbarer Wasserfilter kann dabei helfen, auch unterwegs stets Zugang zu frischem Wasser zu haben. Ungesüßte Tees oder mit Zitrone aromatisiertes Wasser sind gute Alternativen zu zuckerhaltigen Getränken. Die mentale Vorbereitung ist ebenso wichtig wie die praktische. Es hilft, sich bereits am Wochenende einen groben Speiseplan für die kommende Woche zu erstellen und entsprechende Vorbereitungen zu treffen. Dabei sollten auch mögliche Herausforderungen wie lange Meetings oder Verkehrsstaus einkalkuliert werden.

Glossar

Japchae

Ein traditionelles koreanisches Gericht, das ursprünglich aus Süßkartoffel-Glasnudeln, verschiedenen Gemüsesorten und Rindfleisch besteht und typischerweise mit Sesamöl und Sojasauce gewürzt wird

1. 2. 3. Low Carb bei körperlicher Arbeit

Bei körperlich anstrengender Arbeit stellt eine Low-Carb-Ernährung besondere Anforderungen an die Planung und Umsetzung. Während Bürotätige oder Außendienstler ihre Ernährung relativ flexibel gestalten können, müssen Menschen mit körperlich fordernden Berufen ihre Energieversorgung sorgfältig im Blick behalten. Studien mit Einsatzkräften haben gezeigt, dass diese als "berufliche Athleten" betrachtet werden sollten [s17]. Dies gilt entsprechend für alle Berufsgruppen mit hoher körperlicher Belastung, wie beispielsweise Bauarbeiter, Landwirte oder Handwerker. Die Herausforderung besteht darin, trotz reduzierter Kohlenhydratzufuhr ausreichend Energie für die körperliche Arbeit bereitzustellen.

Eine praktische Herangehensweise ist die Einnahme einer kleinen, kohlenhydratarmen Mahlzeit vor Arbeitsbeginn [s18]. Dies könnte beispielsweise ein Protein-Smoothie mit Mandelmilch, Proteinpulver und einer kleinen Menge Beeren sein. Während des Arbeitstages empfiehlt sich dann der Fokus auf proteinreiche und fetthaltige Lebensmittel [s18]. Ein Beispiel für eine praktische Mittagsmahlzeit wäre eine Dose Thunfisch mit Olivenöl, hartgekochten Eiern und Avocado - Lebensmittel, die sich gut transportieren lassen und bei Raumtemperatur verzehrt werden können.

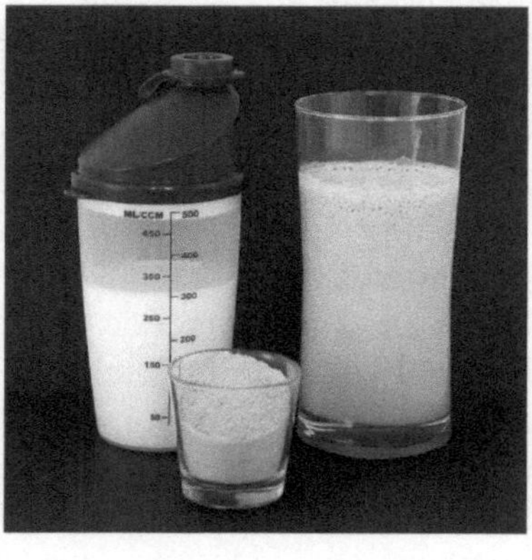

Protein-Smoothie [i7]

Für Menschen mit körperlich anstrengender Arbeit ist es besonders wichtig, die Makronährstoffverteilung im Auge zu behalten. Studien zeigen, dass ein Proteinanteil von 22-25% der Gesamtkalorienmenge als akzeptabel gilt, während der Fettanteil bei 40-50% liegen kann [s17]. Diese Verteilung unterstützt die Muskelregeneration und stellt gleichzeitig ausreichend Energie zur Verfügung.

Praktische Tipps für die Umsetzung im Arbeitsalltag:
- Bereiten Sie am Vorabend mehrere kleine Mahlzeiten vor, die Sie über den Tag verteilt essen können
- Nutzen Sie isolierte Behälter, um warme Mahlzeiten wie Fleisch oder Fisch mit gedämpftem Gemüse mitzunehmen
- Halten Sie proteinreiche Snacks wie Nüsse, Hartkäse oder beef_jerky griffbereit
- Planen Sie die Flüssigkeitszufuhr sorgfältig - besonders bei körperlicher Arbeit ist eine ausreichende Hydration essentiell

Für fortgeschrittene Low-Carb-Anhänger kann auch intermittierendes Fasten eine Option sein [s18]. Dies sollte jedoch erst in Betracht gezogen werden, wenn der Körper sich vollständig an die kohlenhydratarme Ernährung gewöhnt hat. Ein mögliches Modell wäre beispielsweise, das Frühstück auszulassen und die erste Mahlzeit erst in der Mittagspause einzunehmen. Die Entwicklung individueller Ernährungsstrategien ist besonders wichtig [s17]. Was für den einen Bauarbeiter optimal funktioniert, muss für den Landwirt noch lange nicht die beste Lösung sein. Faktoren wie Arbeitszeiten, Zugang zu Kühlmöglichkeiten und die Art der körperlichen Belastung spielen eine wichtige Rolle bei der Gestaltung des persönlichen Ernährungsplans. Ein weiterer wichtiger Aspekt ist die Vorbereitung auf besonders anstrengende Arbeitsphasen. Hier kann es sinnvoll sein, die Kohlenhydratzufuhr leicht zu erhöhen, beispielsweise durch die Zugabe von Süßkartoffeln oder Quinoa zu den Mahlzeiten. Dies sollte jedoch individuell ausgetestet und an die eigenen Bedürfnisse angepasst werden. Die regelmäßige Überprüfung und Anpassung der Ernährungsstrategie ist unerlässlich. Faktoren wie Jahreszeit, Arbeitsbelastung und persönliches Wohlbefinden sollten dabei berücksichtigt werden. Ein Ernährungstagebuch kann helfen, erfolgreiche Strategien zu identifizieren und die Ernährung entsprechend zu optimieren.

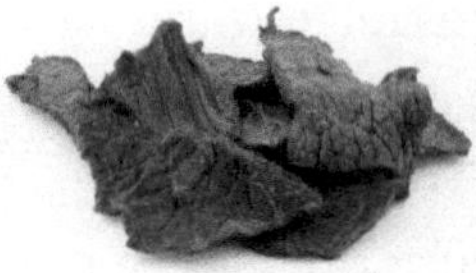

Beef Jerky [i8]

Glossar

intermittierendes Fasten
Eine Ernährungsmethode, bei der sich Zeiträume des Essens und des Fastens in einem regelmäßigen Rhythmus abwechseln, typischerweise in Mustern wie 16/8 oder 14/10

Quinoa
Ein glutenfreies Pseudogetreide aus Südamerika, das trotz seiner Ähnlichkeit zu Getreide zu den Gänsefußgewächsen gehört und einen hohen Proteingehalt aufweist

Zusammenfassung - 1. 2. Arbeitsplatzgerechte Varianten

- Lunch-Services haben sich auf Low-Carb-Optionen spezialisiert und bieten maßgeschneiderte Mahlzeitenpläne an
- Blumenkohl-Toast lässt sich gut vorbereiten und einfrieren als bürotaugliche Alternative
- Kokosnuss-Cashew-Frühstücksbissen und Edamame mit Aleppo-Pfeffer bekämpfen effektiv Heißhunger auf Süßes
- Monatliche Low-Carb-Essensabonnements ermöglichen flexible Lieferungen an verschiedene Adressen für Außendienstler
- Japchae mit Zucchini-Nudeln eignet sich als transportable Alternative zum traditionellen koreanischen Gericht
- Zusammenklappbare Silikon-Lunchboxen sparen wertvollen Platz im Reisegepäck
- Bei körperlich anstrengender Arbeit wird ein Proteinanteil von 22-25% der Gesamtkalorienmenge als optimal angesehen
- Der Fettanteil kann bei körperlicher Arbeit 40-50% der Gesamtkalorienmenge betragen
- Studien mit Einsatzkräften zeigen, dass diese als "berufliche Athleten" einzustufen sind
- Intermittierendes Fasten sollte bei körperlicher Arbeit erst nach vollständiger Low-Carb-Adaptation eingeführt werden

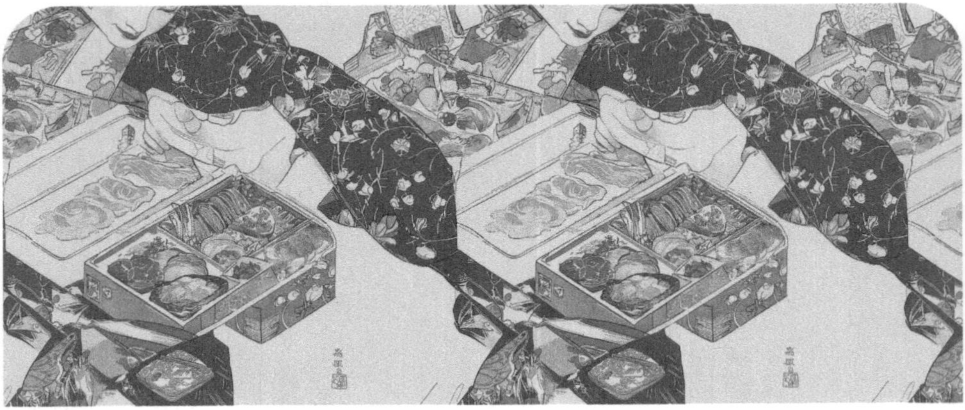

1. 3. Zeitmanagement

Zeit ist im Berufsleben oft der limitierende Faktor für eine ausgewogene Ernährung. Wie lässt sich eine kohlenhydratarme Ernährungsweise in einen vollen Terminkalender integrieren? Welche Strategien helfen dabei, trotz Meetings, Deadlines und Überstunden die eigenen Ernährungsziele nicht aus den Augen zu verlieren? Ein durchdachtes Zeitmanagement ist der Schlüssel, um Low Carb auch im hektischen Arbeitsalltag erfolgreich umzusetzen. Dabei geht es nicht nur um effiziente Planung, sondern auch um praktische Lösungen für unvorhergesehene Situationen und eine stressfreie Integration in den Berufsalltag. Die folgenden Abschnitte zeigen konkrete Methoden und Werkzeuge, mit denen Sie Ihre kohlenhydratarme Ernährung auch unter Zeitdruck souverän meistern können.

> *„Ein bewährter Ansatz ist die Etablierung von zwei festen Vorbereitungstagen pro Woche - beispielsweise Sonntag für die Hauptvorbereitung und Mittwoch für kleinere Nachbereitungen.“*

1. 3. 1. Effiziente Low Carb Planung

Eine effiziente Low-Carb-Planung ist der Schlüssel zum Erfolg, besonders für Berufstätige mit knappem Zeitbudget. Die richtige Vorbereitung ermöglicht es, auch im hektischen Arbeitsalltag eine ausgewogene kohlenhydratarme Ernährung beizubehalten [s19]. Ein bewährter Ansatz ist die Etablierung von zwei festen Vorbereitungstagen pro Woche [s20]. Beispielsweise eignen sich der Sonntag für die Hauptvorbereitung und der Mittwoch für kleinere Nachbereitungen. An diesen Tagen werden Mahlzeiten vorgekocht, Snacks vorbereitet und Lebensmittel portioniert. Dies spart während der Arbeitswoche wertvolle Zeit und reduziert die Gefahr, aus Zeitmangel zu ungesunden Alternativen zu greifen. Die Verwendung einer Mahlzeitenplanungs-App kann dabei sehr hilfreich sein. Mit ihrer Hilfe lassen sich in weniger als zwei Stunden Mahlzeiten für zwei Wochen planen [s21]. Ein praktischer Tipp ist das "Cook Once, Eat Twice"-Prinzip: Beim Abendessen wird gleich die doppelte Menge zubereitet, sodass die Reste am nächsten Tag als Mittagessen dienen können. Für die Qualität der Low-Carb-Ernährung ist es essentiell, auf eine ausreichende Versorgung mit Eiweiß, Ballaststoffen und gesunden Fetten zu achten [s22]. Ein praktisches Beispiel für die Umsetzung: Bereiten Sie am Vorbereitungstag verschiedene Proteinquellen wie gegrillte Hähnchenbrust oder gekochte Eier vor. Kombinieren Sie diese mit vorgeschnittenem Gemüse und gesunden Fetten wie Avocados oder Nüssen. Für hektische Tage sind schnelle, transportable Mahlzeiten unverzichtbar [s19]. Praktische Low-Carb-Snacks können sein:

- Selbstgemachte Energiebällchen aus Nüssen und Samen
- Vorportionierte Käse-Würfel mit Trauben
- Hartgekochte Eier
- Gemüsesticks mit Guacamole
- Nährstoffreiche Protein-Smoothies

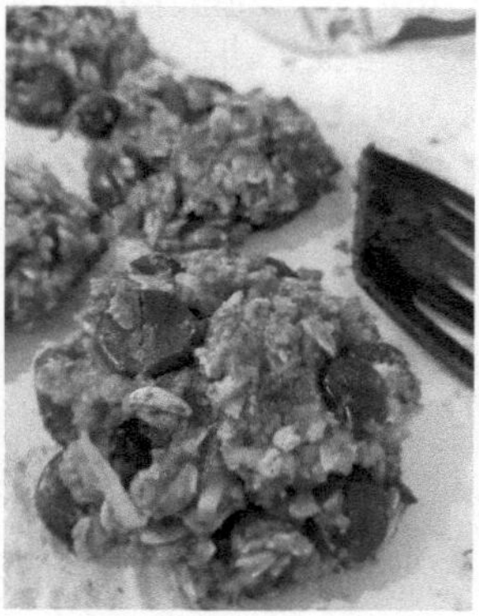

Energiebällchen [i9]

Das Abendessen verdient besondere Aufmerksamkeit, da es oft die einzige Mahlzeit ist, für die Zeit zum bewussten Kochen bleibt [s19]. Ein zeitsparender Ansatz ist die Verwendung von Meal-Prep-Containern, in denen bereits alle Zutaten vorportioniert sind. So kann man auch nach einem langen Arbeitstag schnell eine nahrhafte Mahlzeit zubereiten.

Die Flexibilität in der Herangehensweise ist wichtig - es gibt nicht den einen richtigen Weg [s20]. Experimentieren Sie mit verschiedenen Methoden wie:
- Komplettes Meal-Prepping am Wochenende
- Tägliches Mini-Prep am Vorabend
- Kombination aus frisch zubereiteten und vorgekochten Komponenten
- Verwendung von hochwertigen Low-Carb-Mahlzeitenersatz für besonders stressige Tage

Ein oft unterschätzter Aspekt ist das achtsame Essen [s19]. Auch in der Mittagspause sollte man sich Zeit nehmen, die Mahlzeit bewusst zu genießen. Dies fördert nicht nur die Verdauung, sondern hilft auch dabei, Portionsgrößen besser einzuschätzen und Heißhungerattacken zu vermeiden. Für ein erfolgreiches Zeitmanagement empfiehlt sich die Einführung eines Abendroutine [s21]. Diese kann beispielsweise das Vorbereiten der Mahlzeiten für den nächsten Tag, das Packen der Snacks und eine kurze Planung der kommenden Mahlzeiten beinhalten. Die Aufrechterhaltung der Routine ist besonders wichtig [s22]. Setzen Sie sich realistische Ziele und bleiben Sie flexibel. An besonders stressigen Tagen kann ein hochwertiger Protein-Shake oder ein vorbereiteter Salat die perfekte Lösung sein. Durch eine gut durchdachte Low-Carb-Planung lässt sich nicht nur Zeit sparen, sondern auch die Qualität der Ernährung verbessern. Der Schlüssel liegt in der Vorbereitung, der richtigen Auswahl der Lebensmittel und der Anpassung der Strategien an den persönlichen Lebensstil.

Glossar

Guacamole

Eine mexikanische Avocado-Creme, die traditionell mit Limettensaft, Zwiebeln, Tomaten und Gewürzen zubereitet wird. Reich an gesunden Fetten und Vitaminen.

Meal-Prep

Eine Methode der Essensvorbereitung, bei der mehrere Portionen im Voraus zubereitet und portionsweise eingefroren oder gekühlt werden. Stammt ursprünglich aus der Bodybuilding-Szene der 1980er Jahre.

Protein-Shake

Ein Getränk aus Proteinpulver und Flüssigkeit, das zur Proteinversorgung dient. Enthält typischerweise 20-30g Protein pro Portion und wird aus Molke, Soja, Erbsen oder anderen Proteinquellen hergestellt.

1. 3. 2. Stressfreie Integration in den Arbeitsalltag

Die stressfreie Integration einer Low-Carb-Ernährung in den Arbeitsalltag erfordert mehr als nur eine gute Mahlzeitenplanung. Ein ganzheitlicher Ansatz, der Stressmanagement und Selbstfürsorge einschließt, ist entscheidend für den langfristigen Erfolg [s23]. Beginnen Sie damit, Ihre tägliche Routine bewusst zu strukturieren. Planen Sie regelmäßige Mikropausen von 2-3 Minuten ein, in denen Sie kurze Atemübungen durchführen oder einen Moment innehalten können. Diese kleinen Auszeiten helfen nicht nur bei der Stressreduktion, sondern verhindern auch impulsives Essverhalten [s23]. Ein praktisches Beispiel: Nutzen Sie die Zeit, während Ihr Wasserkocher kocht, für drei tiefe Atemzüge oder einen kurzen Stretching-Moment. Die Integration moderner Technologie kann dabei sehr unterstützend wirken. Verschiedene Apps bieten heute Funktionen zur Stressbewältigung und Achtsamkeit [s24]. Beispielsweise können Sie eine Meditations-App nutzen, die Sie durch kurze Entspannungsübungen während der Mittagspause führt. Kombinieren Sie dies mit Ihrer Ernährungs-Tracking-App, um einen ganzheitlichen Überblick über Ihr Wohlbefinden zu behalten. Körperliche Aktivität spielt eine zentrale Rolle bei der Stressreduktion [s25]. Integrieren Sie Bewegung clever in Ihren Arbeitsalltag: Führen Sie Telefonate im Gehen durch, nutzen Sie die Treppe statt des Aufzugs oder machen Sie einen Spaziergang während der Mittagspause. Diese zusätzliche Bewegung unterstützt nicht nur Ihre Low-Carb-Ernährung, sondern hilft auch beim Abbau von Stresshormonen. Ein oft unterschätzter Aspekt ist die Bedeutung von ausreichendem Schlaf [s25]. Etablieren Sie eine entspannende Abendroutine, die Ihren Körper auf die Nachtruhe vorbereitet. Vermeiden Sie dabei kohlenhydratreiche Snacks vor dem Schlafengehen, da diese den Blutzuckerspiegel beeinflussen können. Stattdessen können Sie zu einem entspannenden Kräutertee greifen.

Die richtige Hydration spielt eine wichtige Rolle bei der Stressbewältigung [s26]. Stellen Sie sich morgens eine große Wasserflasche auf den Schreibtisch und trinken Sie regelmäßig über den Tag verteilt. Dies unterstützt nicht nur Ihren Stoffwechsel, sondern hilft auch dabei, echten Hunger von Durst zu unterscheiden. Kommunikation am Arbeitsplatz ist ein weiterer wichtiger Faktor [s23]. Sprechen Sie offen mit Ihren Kollegen über Ihre Ernährungsweise, um Missverständnisse zu vermeiden. Bei Teamevents oder Meetings können Sie proaktiv Low-Carb-Alternativen vorschlagen oder eigene Snacks mitbringen. Setzen Sie klare Grenzen und lernen Sie, "Nein" zu sagen [s23]. Dies gilt sowohl für zusätzliche Arbeitsaufgaben als auch für gut gemeinte, aber nicht Low-Carb-konforme Angebote von Kollegen. Ein höfliches "Danke, aber ich verzichte" ist völlig legitim. Die soziale Unterstützung kann einen großen Unterschied machen [s25]. Suchen Sie sich Gleichgesinnte am Arbeitsplatz oder online, mit denen Sie sich austauschen können. Gemeinsame Mittagspausen mit Kollegen, die ähnliche Ernährungsziele verfolgen, können motivierend wirken und den sozialen Aspekt des Essens erhalten. Überwachen Sie Ihren Fortschritt [s26], aber vermeiden Sie übermäßigen Perfektionismus. Nutzen Sie ein einfaches Tagebuch oder eine App, um Ihre Energie-Level, Stressfaktoren und Ernährung zu dokumentieren. Dies hilft Ihnen, Muster zu erkennen und Ihre Strategie bei Bedarf anzupassen. Bleiben Sie flexibel und entwickeln Sie einen Plan B für stressige Tage [s23]. Halten Sie beispielsweise einige schnelle Low-Carb-Optionen im Büro bereit, wie Nüsse oder Proteinriegel, für Situationen, in denen Ihre ursprüngliche Mahlzeitenplanung nicht funktioniert.

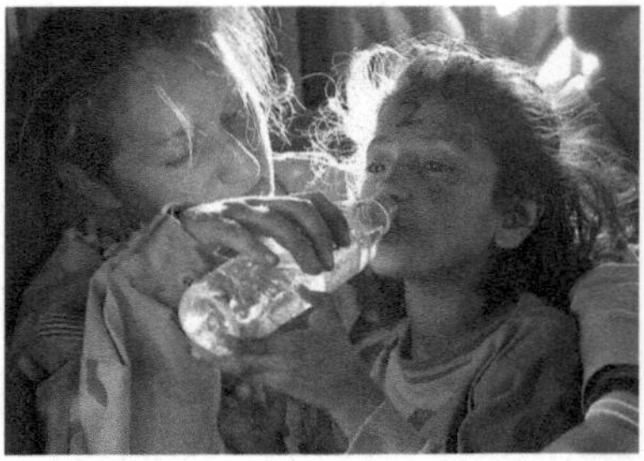

Hydration [i10]

1. 3. 3. Quick-Fix Lösungen

Quick-Fix Lösungen sind oft der Rettungsanker im hektischen Berufsalltag, wenn die sorgfältige Planung einmal nicht aufgeht. Dabei geht es nicht darum, die grundlegende Ernährungsstrategie zu ersetzen, sondern sie durch clevere Notfall-Optionen zu ergänzen [s27].

Die Realität zeigt, dass selbst die beste Planung manchmal von unerwarteten Ereignissen durchkreuzt wird. Späte Meetings, verschobene Termine oder spontane Kundenbesuche können den strukturierten Tagesablauf durcheinanderbringen. Genau hier kommen Quick-Fix Lösungen ins Spiel. Ein praktisches Beispiel ist die "20-Minuten-Regel": Halten Sie Rezepte bereit, die sich in maximal 20 Minuten zubereiten lassen [s27]. Diese können sein:
- Rührei mit Spinat und Feta
- Thunfisch-Avocado-Salat
- Hähnchenbrust mit Dampfgemüse
- Garnelen-Zucchini-Pfanne

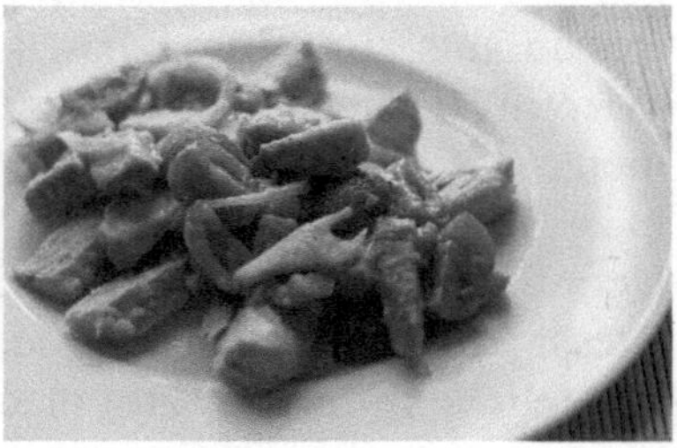

Thunfisch-Avocado-Salat [i11]

Die Kunst liegt darin, diese schnellen Lösungen so vorzubereiten, dass sie trotz minimalen Zeitaufwands maximal nährwertstoffreich sind. Ein bewährter Ansatz ist das "Emergency Kit" für das Büro: Halten Sie in Ihrer Schreibtischschublade oder im Bürokühlschrank eine Auswahl an haltbaren Low-Carb-Optionen bereit:
- Portionierte Nussmischungen
- Proteinriegel ohne Zuckerzusatz
- Thunfisch in Dosen
- Kokoschips
- beef_jerky

Die Erfahrung von Phil, einem Berufstätigen und Familienvater, zeigt deutlich die Bedeutung von zeitsparenden Lösungen [s28]. Er erkannte, dass seine ursprüngliche Herangehensweise zu zeit- und kostenintensiv war. Seine Lösung war die Integration von smarten Quick-Fix Optionen in seinen Alltag, ohne dabei Kompromisse bei der Qualität einzugehen.

Ein weiterer wichtiger Aspekt ist die Vorbereitung von "Mikrowellen-freundlichen" Mahlzeiten [s27]. Diese können am Vorabend zubereitet und problemlos im Büro aufgewärmt werden. Dabei ist es wichtig, auf geeignete Behälter zu achten, die sowohl mikrowellengeeignet als auch auslaufsicher sind. Praktische Beispiele für solche Gerichte sind:
- Gemüse-Hackfleisch-Pfanne
- Putenbrust mit mediterranem Gemüse
- Lachs mit Brokkoli
- Hähnchen-Curry mit Blumenkohl

Die Integration von Quick-Fix Lösungen sollte systematisch erfolgen. Erstellen Sie eine persönliche "Notfall-Liste" mit: 1. Schnellen Rezepten 2. Einkaufslisten für Vorräte 3. Adressen von Low-Carb-freundlichen Restaurants in Büronähe 4. Alternativen für verschiedene Situationen (Meetings, Dienstreisen, Überstunden) Ein oft unterschätzter Aspekt ist die mentale Vorbereitung. Akzeptieren Sie, dass nicht jede Mahlzeit perfekt sein muss. Quick-Fix Lösungen sind eine pragmatische Antwort auf die Herausforderungen des modernen Arbeitslebens. Sie ermöglichen es, auch in stressigen Situationen bei der Low-Carb-Ernährung zu bleiben, ohne sich zusätzlichen Stress zu machen. Die Implementierung von Quick-Fix Strategien sollte schrittweise erfolgen. Beginnen Sie mit der Vorbereitung eines Notfall-Kits für das Büro, erweitern Sie dann Ihr Repertoire an schnellen Rezepten und etablieren Sie schließlich ein System von Backup-Plänen für verschiedene Situationen. Der Schlüssel liegt in der Balance zwischen Pragmatismus und Qualität - Quick-Fix bedeutet nicht, Abstriche bei der Ernährungsqualität zu machen, sondern clever vorbereitete Alternativen zur Hand zu haben.

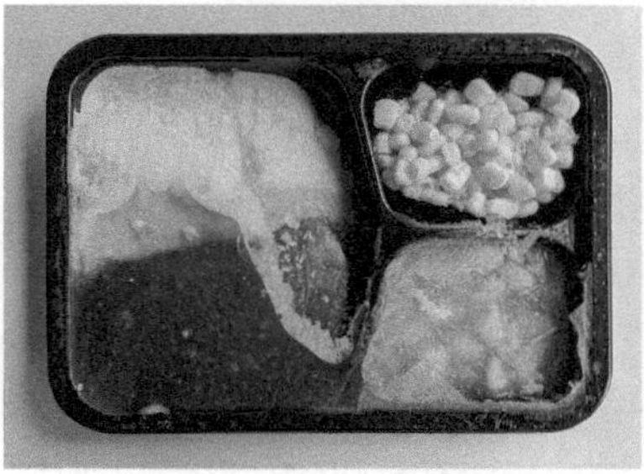

Mikrowellen-freundliche Mahlzeiten [i12]

Glossar

Quick-Fix

Ein aus dem Englischen stammender Begriff für schnelle Problemlösungen. Im Ernährungskontext bezeichnet er unkomplizierte, sofort verfügbare Mahlzeitenlösungen, die ohne großen Aufwand zubereitet oder verzehrt werden können.

Zusammenfassung - 1. 3. Zeitmanagement

- Zwei feste Vorbereitungstage pro Woche sind optimal für effizientes Low-Carb Meal-Prep.
- Mit Mahlzeitenplanungs-Apps lassen sich in unter zwei Stunden Mahlzeiten für zwei Wochen planen.
- Das "Cook Once, Eat Twice"-Prinzip verdoppelt die Effizienz der Essenszubereitung.
- Regelmäßige Mikropausen von 2-3 Minuten helfen bei der Stressreduktion und verhindern impulsives Essverhalten.
- Die Kombination von Meditations- und Ernährungs-Tracking-Apps optimiert das ganzheitliche Wohlbefinden.
- Kohlenhydratreiche Snacks vor dem Schlafengehen sollten vermieden werden, da sie den Blutzuckerspiegel negativ beeinflussen.
- Die "20-Minuten-Regel" mit vorbereiteten Schnellrezepten sichert die Low-Carb Ernährung auch in Stresssituationen.
- Ein "Emergency Kit" im Büro mit haltbaren Low-Carb Optionen fungiert als Notfallstrategie.
- Mikrowellengeeignete Vorbereitungen ermöglichen flexible Mahlzeitenplanung im Büroalltag.
- Die systematische Integration von Quick-Fix Lösungen erfordert eine persönliche "Notfall-Liste" mit Rezepten, Einkaufslisten und Restaurant-Alternativen.

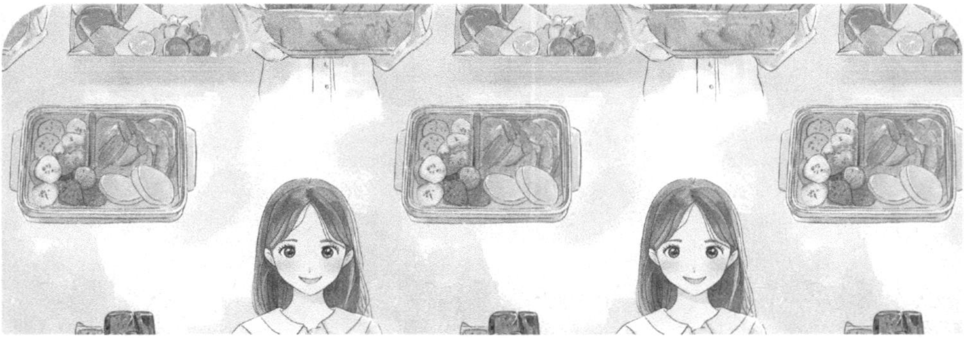

Rückblick - 1. Low Carb Basics für den Arbeitsalltag

- Eine effiziente Low-Carb-Ernährung im Berufsalltag basiert auf systematischem Meal Prepping und durchdachter Wochenplanung mit etwa 30 Minuten Planungszeit.
- Die "2-2-3-Methode" empfiehlt zwei schnelle Gerichte, zwei vorbereitete Mahlzeiten und drei frisch zubereitete Gerichte pro Woche.
- Studien zeigen, dass Schichtarbeiter einen höheren Body-Mass-Index aufweisen und die Nahrungsaufnahme während der Nachtschicht mit Störungen im Lipidstoffwechsel korreliert.
- Eine Ernährung mit hohem Fettanteil, moderatem Protein und niedrigem Kohlenhydratanteil hat sich als vorteilhaft erwiesen, um die Energie während der Schichten aufrechtzuerhalten.
- Die Beschränkung der Essenszeiten auf ein 8-Stunden-Fenster kann den natürlichen zirkadianen Rhythmus unterstützen.
- Für Diabetiker im Schichtdienst ist besondere Vorsicht geboten, da Nachtschichtarbeit mit schlechterer glykämischer Kontrolle in Verbindung gebracht wird.
- Die Integration moderner Technologie wie Meditations- und Ernährungs-Tracking-Apps unterstützt die stressfreie Umsetzung im Arbeitsalltag.
- Quick-Fix Lösungen nach der "20-Minuten-Regel" ermöglichen die Zubereitung nährstoffreicher Mahlzeiten auch in Stresssituationen.
- Die systematische Implementierung von Notfall-Optionen sollte Schnellrezepte, Vorratslisten und Low-Carb-freundliche Restaurants in Büronähe umfassen.
- Während diese Grundlagen den Einstieg erleichtern, zeigt sich der wahre Erfolg erst in der detaillierten Organisation und Vorbereitung der Mahlzeiten - mehr dazu im nächsten Kapitel.

2. Organisation und Vorbereitung

Eine durchdachte Organisation der Mahlzeiten stellt viele Berufstätige vor Herausforderungen. Wie lässt sich eine kohlenhydratarme Ernährung in den oft hektischen Arbeitsalltag integrieren? Welche Vorbereitungen sind nötig, um nicht in alte Ernährungsgewohnheiten zurückzufallen? Die systematische Planung und Vorbereitung von Low-Carb-Mahlzeiten bildet das Fundament für eine nachhaltige Ernährungsumstellung. Von der effizienten Wochenendvorbereitung über praktische Aufbewahrungslösungen bis hin zur zeitsparenden Beschaffung der Lebensmittel - jeder Aspekt erfordert durchdachte Strategien. Besonders die Arbeitswoche stellt dabei besondere Anforderungen: Wie organisiert man den Bürokühlschrank? Welche Lunchbox-Systeme eignen sich für Low-Carb-Gerichte? Und wie lässt sich der Einkauf möglichst zeitsparend gestalten? Die richtigen Organisations- und Vorbereitungsmethoden ermöglichen es, eine kohlenhydratarme Ernährung auch im Berufsalltag konsequent umzusetzen - ohne dabei wertvolle Zeit zu verlieren oder Abstriche bei der Qualität der Mahlzeiten machen zu müssen.

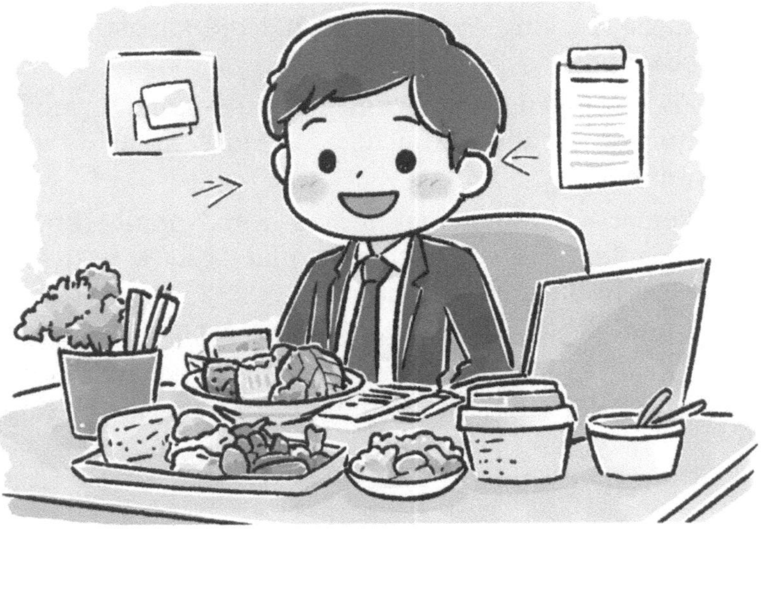

2. 1. Meal Prep für Berufstätige

Wie lässt sich eine kohlenhydratarme Ernährung mit einem fordernden Berufsalltag vereinbaren? Viele Berufstätige stehen vor der Herausforderung, gesunde Mahlzeiten in ihren eng getakteten Zeitplan zu integrieren. Dabei spielen nicht nur die verfügbare Zeit für die Zubereitung eine Rolle, sondern auch praktische Fragen: Wie bleiben vorbereitete Gerichte über mehrere Tage frisch? Welche Zubereitungsmethoden sind effizient und gleichzeitig nährstoffschonend? Meal Prep - die systematische Vorbereitung von Mahlzeiten - bietet hier einen strukturierten Ansatz. Diese Methode ermöglicht es, auch mit begrenztem Zeitbudget eine ausgewogene Low-Carb-Ernährung zu realisieren. Von der Wochenendvorbereitung über clevere Vorratshaltung bis hin zu zeitsparenden Zubereitungstechniken gibt es verschiedene Strategien, die den Arbeitsalltag erleichtern können. Die folgenden Abschnitte zeigen praxiserprobte Methoden, wie Sie Ihre Low-Carb-Ernährung effizient organisieren und dabei wertvolle Zeit sparen können - ohne Kompromisse bei der Qualität Ihrer Mahlzeiten einzugehen.

„Gekochte Speisen halten sich im Kühlschrank bis zu vier Tage.“

2. 1. 1. Wochenendvorbereitung

Die systematische Vorbereitung der Mahlzeiten am Wochenende ist der Schlüssel zu einer erfolgreichen Low-Carb-Ernährung im Berufsalltag [s29]. Eine gut durchdachte Wochenendvorbereitung ermöglicht es, die Arbeitswochen-Mahlzeiten effizient zu planen und die Versuchung von kohlenhydratreichen Schnellgerichten zu vermeiden. Beginnen Sie Ihre Wochenendvorbereitung idealerweise am Sonntagabend mit einer dedicated Kochzeit von ein bis zwei Stunden [s30]. Strukturieren Sie Ihre Vorbereitungszeit, indem Sie zunächst die Komponenten mit der längsten Garzeit starten. Beispielsweise benötigen Kohlenhydratarme Alternativen wie Blumenkohlreis oder geröstetes Wurzelgemüse oft längere Garzeiten, können aber weitgehend unbeaufsichtigt zubereitet werden [s31]. Ein bewährter Ansatz ist das "batch_cooking" - die gleichzeitige Zubereitung größerer Mengen [s32]. Bereiten Sie beispielsweise mehrere Portionen gegrilltes Hähnchen, hartgekochte Eier und verschiedene geröstete Gemüsesorten vor. Praktisch ist hierbei die Verwendung mehrerer Backbleche gleichzeitig: Während auf einem Blech Gemüse wie Brokkoli, Blumenkohl und Paprika röstet, können auf einem anderen Blech Hähnchenbrust oder Fischfilets gegart werden [s30].

Die sichere Lagerung ist entscheidend für den Erfolg Ihres Meal Preps. Gekochte Speisen halten sich im Kühlschrank bis zu vier Tage [s33]. Verwenden Sie hochwertige, luftdichte Behälter und beschriften Sie diese mit Inhalt und Datum [s32]. Für optimale Organisation eignen sich Glasbehälter besonders gut, da sie die verschiedenen Komponenten getrennt halten und sich leicht transportieren lassen [s33]. Ein wichtiger Aspekt der Wochenendvorbereitung ist die Portionskontrolle. Verwenden Sie eine Küchenwaage, um Portionen genau abzumessen und damit die Ketose aufrechtzuerhalten [s32]. Bereiten Sie verschiedene Saucen und Dressings vor, um Abwechslung in Ihre Mahlzeiten zu bringen. Diese können Sie entweder selbst herstellen oder auf qualitativ hochwertige fertige Varianten zurückgreifen [s31]. Praktische

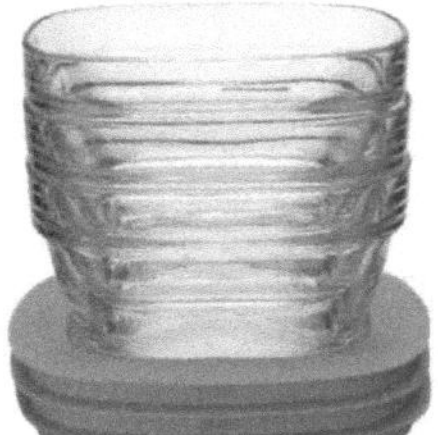

Glasbehälter [i13]

Frühstücksoptionen sollten ebenfalls am Wochenende vorbereitet werden. Hartgekochte Eier sind eine ausgezeichnete Proteinquelle, die sich gut auf Vorrat kochen lässt [s34]. Alternativ können Sie kohlenhydratarme Frühstücksmuffins oder Chia-Puddings vorbereiten, die mehrere Tage haltbar sind. Für Mittagessen eignen sich besonders gut kalte Optionen, die nicht erhitzt werden müssen [s33]. Bereiten Sie beispielsweise Salate mit gegrilltem Hähnchen, Kichererbsensalate oder Protein-Bowls vor. Achten Sie darauf, feuchte Komponenten wie Dressings separat zu verpacken, um die Frische zu erhalten. Die Investition in qualitativ hochwertige Küchenwerkzeuge kann die Vorbereitungszeit erheblich verkürzen [s32]. Ein guter Schnellkochtopf, scharfe Messer und eine effiziente Küchenmaschine sind dabei besonders hilfreich. Planen Sie auch das Vorbereiten von rohem Gemüse ein - gewaschen, geschnitten und in luftdichten Behältern gelagert bleibt es länger frisch und ist jederzeit griffbereit [s32]. Um die Wochenendvorbereitung noch effizienter zu gestalten, erstellen Sie vorab einen detaillierten Plan [s35]. Dieser sollte eine Einkaufsliste, Zeitplan und Aufbewahrungsstrategien enthalten. Berücksichtigen Sie dabei auch mögliche Herausforderungen wie späte Meetings oder Geschäftsessen und planen Sie flexible Alternativen ein. Die Vorbereitung kann durch die Nutzung von Meal Prep Services ergänzt werden [s35]. Diese bieten verschiedene Optionen von vollständig vorbereiteten Mahlzeiten bis hin zu Meal Kits, die besonders für zeitlich stark eingeschränkte Berufstätige eine praktische Lösung darstellen können.

Glossar

Ketose

Ein Stoffwechselzustand, bei dem der Körper hauptsächlich Fett statt Kohlenhydrate als Energiequelle nutzt. Tritt typischerweise bei einer Kohlenhydrataufnahme unter 50g pro Tag ein.

Meal Kit

Vorsortierte und portionierte Zutaten-Pakete mit Rezept, die zur einfachen Zubereitung einer bestimmten Mahlzeit zusammengestellt werden.

Meal Prep

Abkürzung für 'Meal Preparation' (Mahlzeitenvorbereitung). Ein aus den USA stammender Trend zur systematischen Vorzubereitung von Mahlzeiten für mehrere Tage.

2. 1. 2. Clevere Vorratshaltung

Eine durchdachte Vorratshaltung ist das Fundament für erfolgreiches Low-Carb meal_prep im Berufsalltag. Die richtige Lagerung und Organisation der Lebensmittel spart nicht nur Zeit und Geld, sondern unterstützt auch dabei, gesunde Ernährungsgewohnheiten beizubehalten. Für die Aufbewahrung von vorbereiteten Mahlzeiten ist ein systematischer Ansatz entscheidend. Salate bleiben bis zu drei Tage frisch, wenn das Dressing separat gelagert wird [s36]. Ein praktischer Tipp ist die Schichtung der Salatzutaten in Einmachgläsern: Legen Sie robuste Gemüsesorten wie Karotten oder Paprika unten ein, darüber kommen empfindlichere Zutaten wie Blattsalate. Das Dressing kommt in ein separates Behältnis - so bleibt alles knackig und appetitlich. Die Tiefkühltechnik spielt eine zentrale Rolle bei der cleveren Vorratshaltung. Selbst zubereitete Tiefkühlgerichte ermöglichen eine bessere Kontrolle über Kalorien, Kohlenhydrate und Fettgehalt [s37]. Portionieren Sie größere Mengen direkt nach der Zubereitung in einzelne Mahlzeiten und frieren Sie diese ein. Beschriften Sie jeden Behälter mit Inhalt und Datum. Besonders gut eignen sich Gerichte wie Hähnchen-Gemüse-Pfannen oder Low-Carb Aufläufe zum Einfrieren. Ein effizientes Lagersystem im Kühlschrank verhindert, dass Lebensmittel verderben oder vergessen werden. Organisieren Sie Ihren Kühlschrank nach Zonen: Reservieren Sie ein Fach speziell für vorbereitete Mahlzeiten der aktuellen Woche. Verwenden Sie durchsichtige Behälter, um den Überblick zu behalten. Ein praktischer Ansatz ist das "First In, First Out"-Prinzip - neue Vorräte werden hinten eingeräumt, ältere nach vorne gestellt. Für Büromahlzeiten eignet sich ein modulares System besonders gut. Bereiten Sie verschiedene Komponenten vor, die sich flexibel kombinieren lassen. Beispielsweise können Sie gegrilltes Hähnchen, gedämpftes Gemüse und selbstgemachte Dressings separat aufbewahren und je nach Tagesbedarf zusammenstellen [s38]. Dies ermöglicht Abwechslung, ohne dass täglich neu gekocht werden muss. Die Trennung von Komponenten ist besonders bei Wraps und Tacos wichtig [s36]. Bewahren Sie Füllungen und Low-Carb Tortillas getrennt auf, um Durchweichen zu vermeiden. Ein cleverer Trick ist das Einfrieren von portionierten Füllungen in Silikonformen - so haben Sie immer die passende Menge zur Hand. Zur effizienten Vorratshaltung gehört auch ein durchdachtes Reinigungssystem. Etablieren Sie eine tägliche Routine zum Spülen und Aufräumen [s36]. Dies verhindert Chaos und macht die Küche jederzeit einsatzbereit. Planen Sie etwa 15 Minuten am Abend ein, um Behälter zu reinigen und die Küche für den nächsten Tag vorzubereiten. Investieren Sie in ein hochwertiges Vorratsdosensystem. Stapelbare, luftdichte Behälter sparen Platz und halten Lebensmittel länger frisch. Für Büromahlzeiten eignen sich besonders Behälter mit mehreren Fächern, die verschiedene Komponenten trennen. Achten Sie auf mikrowellengeeignete Materialien für flexibles Aufwärmen. Ein oft übersehener Aspekt ist die Vorbereitung von Notfall-Rationen. Halten Sie einige schnelle, kohlenhydratarme Optionen für unerwartete Situationen bereit. Hartgekochte Eier, Nüsse oder selbst zubereitete Proteinriegel sind ideale Notfallsnacks, die sich gut lagern lassen. Die Erfahrung zeigt, dass selbst zubereitete Gerichte nicht nur gesünder, sondern auch schmackhafter sind als Fertigprodukte [s37]. Experimentieren Sie mit verschiedenen Gewürzmischungen und Marinaden, um Ihre Vorräte abwechslungsreich zu gestalten. Dokumentieren Sie erfolgreiche Rezepte und Zubereitungsmethoden in einem digitalen Kochbuch.

Glossar

First In, First Out

Ein Lagerhaltungsprinzip, bei dem die zuerst eingelagerten Waren auch zuerst wieder entnommen werden. Stammt ursprünglich aus der Betriebswirtschaft und wird zur Vermeidung von Verderb eingesetzt.

2. 1. 3. Zeitsparende Zubereitungsmethoden

Zeitsparende Zubereitungsmethoden sind der Schlüssel zum Erfolg beim Low-Carb Meal Prep für Berufstätige. Mit den richtigen Strategien lassen sich auch unter Zeitdruck gesunde und kohlenhydratarme Mahlzeiten zubereiten. Das "Improv-Kochen" ist eine besonders effiziente Methode, bei der Sie in weniger als 20 Minuten nahrhafte Mahlzeiten aus verfügbaren Zutaten zaubern können [s39]. Kombinieren Sie beispielsweise vorgekochtes Hähnchen mit tiefgekühltem Gemüse und würzen Sie das Ganze mit Ihrer Lieblingssauce. Diese flexible Herangehensweise ermöglicht es, auch spontan gesunde Mahlzeiten zuzubereiten, ohne sich strikt an Rezepte halten zu müssen. Ein bewährter Ansatz ist es, mit der Planung von drei bis vier Tagen pro Woche zu beginnen und das Pensum dann schrittweise zu erhöhen [s40]. Dies verhindert Überforderung und ermöglicht es, die eigene Routine nach und nach zu optimieren. Nutzen Sie digitale Ressourcen wie Meal-Prep-Apps oder Online-Rezeptsammlungen, um Ihre Planung zu strukturieren und neue Inspirationen zu finden. Die Verwendung von schnell zubereitbaren Proteinen ist ein weiterer Zeitsparer. Gewürfeltes Geflügel, Meeresfrüchte oder Hülsenfrüchte lassen sich in kurzer Zeit garen [s41]. Ein praktischer Tipp ist es, Fleisch bereits beim Einkauf in Streifen oder Würfel schneiden zu lassen - viele Metzger bieten diesen Service kostenlos an. Das "batch_cooking" erweist sich als besonders effiziente Methode [s42]. Nutzen Sie beispielsweise die Zeit, während Wasser kocht oder eine Sauce einköchelt, um parallel andere Zutaten vorzubereiten. Schneiden Sie Gemüse für mehrere Mahlzeiten vor, während das Hähnchen im Ofen gart. Diese Multitasking-Strategie maximiert die Effizienz in der Küche. Für das Frühstück bieten sich zeitsparende Alternativen wie Übernacht-Varianten an [s43]. Bereiten Sie beispielsweise am Abend einen Low-Carb-Chia-Pudding vor, der über Nacht im Kühlschrank seine perfekte Konsistenz entwickelt. Auch die Mikrowelle kann ein wertvoller Verbündeter sein - nutzen Sie sie für die schnelle Zubereitung von warmen Frühstücksoptionen. Ein gut sortierter Vorrat an Konserven und haltbaren Lebensmitteln ist unerlässlich [s39]. Halten Sie beispielsweise Dosenbohnen, Thunfisch oder Kokosmilch bereit. Diese Basics ermöglichen es Ihnen, auch an stressigen Tagen schnell eine nahrhafte Mahlzeit zuzubereiten. Der Fokus sollte dabei auf dem Prinzip "gut genug" liegen - nicht jede Mahlzeit muss ein kulinarisches Meisterwerk sein. Das Einfrieren großer Mengen vorgekochter Gerichte ist eine weitere zeitsparende Strategie [s42]. Bereiten Sie beispielsweise die dreifache Menge Ihres Lieblings-Low-Carb-Eintopfs zu und frieren Sie Portionen ein. An besonders arbeitsreichen Tagen haben Sie so eine gesunde Alternative zu Fertiggerichten zur Hand. Die Verwendung moderner Küchengeräte kann die Zubereitungszeit erheblich verkürzen. Ein Dampfgarer ermöglicht das gleichzeitige Garen mehrerer Komponenten, während ein Schnellkochtopf die Garzeit von Hülsenfrüchten oder zäherem Fleisch drastisch reduziert. Investieren Sie in qualitativ hochwertige Geräte, die Ihre spezifischen Bedürfnisse unterstützen. Diese zeitsparenden Methoden fördern nicht nur gesündere Essgewohnheiten, sondern reduzieren auch die Abhängigkeit von Fertigprodukten [s42]. Sie ermöglichen es, Mahlzeiten an persönliche Vorlieben und Ernährungsziele anzupassen, während sie gleichzeitig den zeitlichen Aufwand minimieren.

Glossar

Improv-Kochen

Eine spontane Kochmethode, die auf Improvisation basiert und ohne feste Rezepte auskommt. Der Begriff stammt aus dem Englischen 'improvisation cooking' und bezeichnet das intuitive Kochen mit verfügbaren Zutaten.

Zusammenfassung - 2. 1. Meal Prep für Berufstätige

- Batch Cooking ermöglicht die gleichzeitige Zubereitung größerer Mengen auf mehreren Backblechen für maximale Effizienz
- Gekochte Speisen halten sich im Kühlschrank bis zu vier Tage bei korrekter Lagerung
- Die Portionskontrolle mit Küchenwaage ist essentiell für die Aufrechterhaltung der Ketose
- Salate bleiben bis zu drei Tage frisch wenn das Dressing separat gelagert wird
- Das "First In, First Out"-Prinzip optimiert die Kühlschrank-Organisation und verhindert Lebensmittelverschwendung
- Ein modulares System mit separat gelagerten Komponenten ermöglicht flexible Mahlzeitenkombinationen
- Die "Improv-Kochen"-Methode erlaubt die Zubereitung nahrhafter Mahlzeiten in unter 20 Minuten
- Schrittweise Steigerung von drei bis vier Tagen Meal Prep pro Woche verhindert Überforderung
- Parallele Arbeitsschritte während Garzeiten maximieren die Kücheneffizienz
- Übernacht-Varianten wie Low-Carb-Chia-Pudding optimieren die Frühstücksvorbereitung
- Ein Dampfgarer ermöglicht simultanes Garen mehrerer Komponenten für zeitsparende Zubereitung

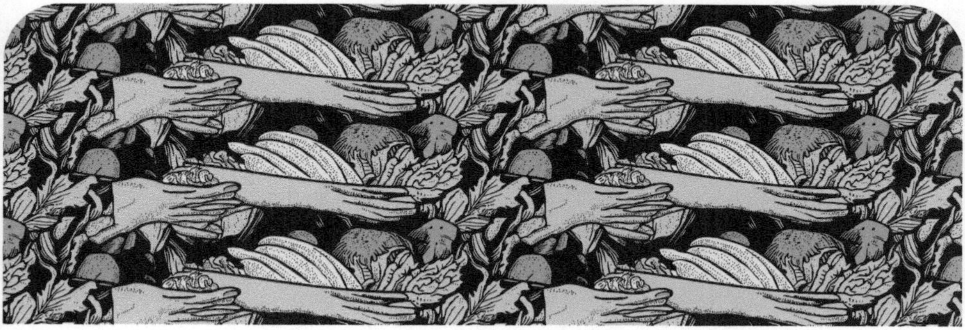

2. 2. Bürotaugliche Ausrüstung

Wie lässt sich eine kohlenhydratarme Ernährung im Büroalltag praktisch umsetzen? Welche Ausrüstung benötigt man wirklich, um Low Carb auch bei der Arbeit konsequent durchzuhalten? Die richtige Ausstattung am Arbeitsplatz ist oft der entscheidende Faktor zwischen einer erfolgreichen Ernährungsumstellung und frustriertem Aufgeben. Eine durchdachte Büroausrüstung für Low Carb muss drei zentrale Herausforderungen meistern: die sichere Aufbewahrung der Mahlzeiten, eine praktische Organisation im oft begrenzten Platzangebot und die reibungslose Integration in den Arbeitsalltag. Dabei gilt es, sowohl die eigenen Bedürfnisse als auch die Gegebenheiten am Arbeitsplatz zu berücksichtigen. Mit den richtigen Hilfsmitteln und einer systematischen Organisation wird die kohlenhydratarme Ernährung im Büro nicht zur zusätzlichen Belastung, sondern fügt sich nahtlos in den Arbeitsalltag ein. Die folgenden Abschnitte zeigen konkrete Lösungen, die sich in der Praxis bewährt haben.

> *„Hochwertige, auslaufsichere Glasbehälter mit verschiedenen Fächern sind ideal für die Aufbewahrung von Mahlzeiten, da sie die Speisen länger frisch halten und bei Bedarf in der Mikrowelle erwärmt werden können.“*

2. 2. 1. Low Carb Lunchbox-Systeme

Praktische Low Carb Lunchbox-Systeme sind für Berufstätige der Schlüssel zu einer ausgewogenen Ernährung im Arbeitsalltag. Die richtige Zusammenstellung und Organisation ermöglicht es, auch bei vollem Terminkalender gesunde Mahlzeiten zu genießen [s44]. Ein effektives Lunchbox-System beginnt mit der richtigen Vorbereitung. Die sogenannte "Meal Prep" am Wochenende oder am Vorabend spart wertvolle Zeit während der Arbeitswoche. In etwa 30 Minuten lassen sich Grundzutaten für mehrere Tage vorbereiten [s45]. Dabei empfiehlt es sich, Proteinquellen wie Hähnchenbrust oder hartgekochte Eier, verschiedene Gemüsesorten und gesunde Fettquellen wie Avocados oder Nüsse portionsweise vorzubereiten. Für die optimale Zusammensetzung einer Low Carb Mahlzeit gilt die Faustregel: 70-80% der Kalorien sollten aus gesunden Fetten, 20-25% aus Proteinen und nur 5-10% aus Kohlenhydraten stammen [s44]. Ein praktischer Tipp ist die Verwendung von gefrorenem Blumenkohlreis, gemischt mit einer kleinen Portion echtem Reis. Dies erhöht das Volumen der Mahlzeit bei gleichbleibend niedrigem Kohlenhydratanteil [s45].

Besonders praktisch sind Systeme, die auch ohne Mikrowelle funktionieren [s46]. Hier bieten sich vielfältige Optionen an:
- Salat-Kombinationen in Glascontainern, wobei feuchte und trockene Zutaten getrennt gehalten werden
- Protein-reiche Wraps mit Salatblättern statt Tortillas
- Kalte Bowls mit verschiedenen Gemüsesorten, Eiern und Avocado
- Thunfisch- oder Hähnchensalate mit verschiedenen Gewürzen

Die Haltbarkeit der vorbereiteten Speisen variiert: Während ungebackene gefüllte Paprika bis zu 4 Tage im Kühlschrank aufbewahrt werden können, sollten gebackene Gerichte innerhalb von 2 Tagen verzehrt werden [s47].

Ein cleveres System ist das "Bento-Box-Prinzip", bei dem verschiedene Komponenten in separaten Fächern aufbewahrt werden. Dies verhindert, dass sich Aromen vermischen und Zutaten matschig werden. Beispielsweise können Sie montags folgende Komponenten vorbereiten:

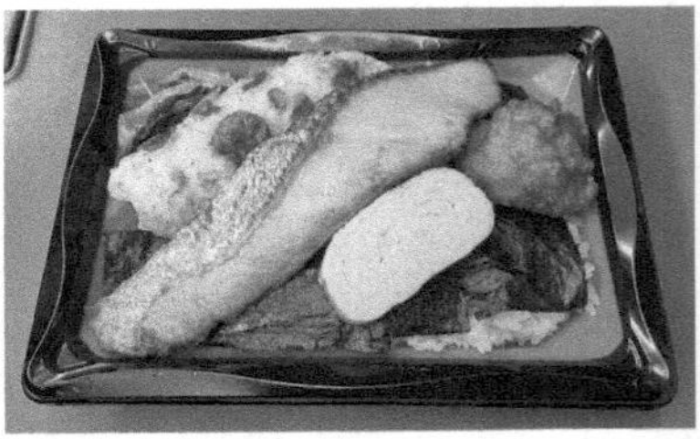

Bento-Box-Prinzip [i14]

- Hähnchenbrust (für 3 Tage)
- Verschiedene geschnittene Rohkost
- Hartgekochte Eier
- Portionierte Nüsse und Samen
- Gewürzte Avocadocreme

Diese Grundzutaten lassen sich dann täglich neu kombinieren, sodass keine Langeweile aufkommt [s48]. Für zusätzliche Abwechslung sorgt die Verwendung von Resten aus dem Abendessen. Ein Tipp ist es, beim Abendessen gleich eine extra Portion einzuplanen, die am nächsten Tag als Mittagessen dient [s48]. Die Wahl der richtigen Behälter ist entscheidend für den Erfolg des Systems. Hochwertige, auslaufsichere Glasbehälter mit verschiedenen Fächern sind ideal. Sie sind nicht nur umweltfreundlich, sondern halten die Speisen auch länger frisch und können bei Bedarf in der Mikrowelle erwärmt werden [s44].

Für Tage ohne Zugang zu einer Mikrowelle eignen sich besonders:
- Kichererbsen-Avocado-Salate
- Protein-reiche Salatbowls
- Kalte Nudeln aus Zucchini oder Konjak
- Wraps mit Salatblättern als Hülle [s46]

Ein weiterer praktischer Aspekt ist die Verwendung von frischem statt geriebenem Käse, da dieser keine zusätzlichen Konservierungsstoffe enthält und besser schmilzt [s47]. Für eine erfolgreiche Umsetzung empfiehlt sich folgende Wochenroutine: 1. Sonntag: Wochenplanung und Großeinkauf 2. Sonntagabend: Grundzutaten vorbereiten 3. Mittwochabend: Auffrischen der Vorräte 4. Täglich abends: Kurze Vorbereitung für den nächsten Tag Diese systematische Herangehensweise ermöglicht es, auch im hektischen

Berufsalltag eine kohlenhydratarme Ernährung beizubehalten und dabei Zeit und Geld zu sparen. Die Investition in ein durchdachtes Lunchbox-System zahlt sich durch bessere Ernährung, mehr Energie während des Arbeitstages und weniger Stress in der Mittagspause aus.

2. 2. 2. Bürokühlschrank Organisation

Die Organisation des Bürokühlschranks spielt eine zentrale Rolle für eine erfolgreiche Low-Carb Ernährung am Arbeitsplatz. Ein gut strukturierter Gemeinschaftskühlschrank ermöglicht es, Mahlzeiten frisch und appetitlich zu halten und gleichzeitig Konflikte mit Kollegen zu vermeiden. Eine effektive Kühlschrankorganisation beginnt mit der Wahl des richtigen Aufbewahrungsorts. Idealerweise sollten die eigenen Behälter in einem fest zugewiesenen Bereich platziert werden. Die Erfahrung zeigt, dass eine einfache Struktur mit wenigen, klar definierten Fächern die beste Lösung darstellt [s49]. Dies verhindert, dass Lebensmittel in Vergessenheit geraten oder versehentlich von Kollegen verwendet werden.

Für die praktische Umsetzung empfiehlt sich folgende Systematik:
- Beschriftung aller eigenen Behälter mit Namen und Datum
- Verwendung durchsichtiger Behälter für bessere Übersicht
- Platzierung der Tagesration in Augenhöhe
- Lagerung von Vorräten für mehrere Tage im unteren Bereich

Ein bewährter Ansatz ist die Einführung eines persönlichen Kühlschrank-Organisationssystems. Dabei werden die Mahlzeiten für die gesamte Arbeitswoche in stapelbaren Behältern vorbereitet und systematisch im zugewiesenen Fach angeordnet. Die Behälter für den aktuellen Tag kommen nach vorne, die für die folgenden Tage dahinter. Besonders praktisch ist die Verwendung eines kleinen Aufbewahrungskorbs aus Kunststoff, der wie eine Schublade im Kühlschrank fungiert. Dieser lässt sich leicht herausziehen und ermöglicht schnellen Zugriff auf die eigenen Lebensmittel, ohne andere Bereiche zu stören. Für eine optimale Temperaturverteilung sollten die Behälter mit etwas Abstand zueinander platziert werden. Dies gewährleistet eine gleichmäßige Kühlung und verhindert die Bildung von "Wärmenestern". Gleichzeitig ist darauf zu achten, dass die Luftzirkulation im Kühlschrank nicht durch zu dichte Stapelung behindert wird. Ein weiterer wichtiger Aspekt ist die regelmäßige Kontrolle und Reinigung des eigenen Kühlschrankbereichs. Ein wöchentlicher "Clean-up Friday" hat sich in vielen Bürogemeinschaften bewährt. Dabei werden alte Behälter entfernt, Oberflächen gereinigt und die Ordnung wiederhergestellt.

Für Büros mit begrenztem Kühlschrankplatz bietet sich ein rotierendes System an:
- Montags: Frische Vorräte für die gesamte Woche einräumen
- Mittwochs: Zwischenkontrolle und Neuordnung
- Freitags: Restbestände mitnehmen und Bereich reinigen

Die Verwendung von standardisierten Behältergrößen erleichtert die Organisation erheblich. Quadratische oder rechteckige Formen nutzen den verfügbaren Platz optimal aus. Runde Behälter hingegen verschwenden wertvollen Stauraum. Ein oft unterschätzter Aspekt ist die Geruchsentwicklung im Gemeinschaftskühlschrank. Stark riechende Low-Carb Lebensmittel wie gekochte Eier oder Fischgerichte sollten in besonders gut verschlossenen Behältern aufbewahrt werden. Die Verwendung von Aktivkohlefiltern oder Natron im eigenen Kühlschrankbereich kann zusätzlich helfen, Gerüche zu neutralisieren. Für eine reibungslose Integration in den Büroalltag empfiehlt sich die Abstimmung der eigenen Kühlschrankorganisation mit den Kollegen. Ein kurzes Gespräch über die geplante Nutzung und eventuelle Platzbedürfnisse kann spätere Konflikte vermeiden. Die konsequente Umsetzung dieser Organisationsprinzipien ermöglicht eine stressfreie Low-Carb Ernährung im Büro. Der zusätzliche Aufwand für die Organisation wird durch einen reibungslosen Ablauf und die Vermeidung von Frust durch verlorene oder verdorbene Lebensmittel mehr als ausgeglichen.

2. 2. 3. Praktische Aufbewahrungslösungen

Die richtige Aufbewahrung von Low-Carb Mahlzeiten und Snacks im Büro erfordert durchdachte Lösungen, die sowohl praktisch als auch platzsparend sind. Eine systematische Herangehensweise hilft dabei, Ordnung zu halten und die Qualität der Lebensmittel zu bewahren. Für die Aufbewahrung von Snacks eignen sich modulare Aufbewahrungssysteme besonders gut. Diese können sowohl in Schreibtischschubladen als auch in Büroschränken untergebracht werden. Praktisch sind stapelbare, durchsichtige Behälter mit Unterteilungen, die eine übersichtliche Organisation verschiedener Snacks wie Nüsse, Samen oder getrocknete Proteinsnacks ermöglichen. Die transparente Ausführung erlaubt einen schnellen Überblick über die Vorräte.

Ein bewährtes System ist die Einrichtung einer persönlichen "Snack-Station" am Arbeitsplatz. Diese kann aus mehreren Ebenen bestehen:
- Oberste Ebene: Tagesration an Snacks
- Mittlere Ebene: Vorräte für die laufende Woche
- Untere Ebene: Notfallvorräte für unerwartete Überstunden

Für die Organisation von Gewürzen und Würzmitteln, die viele Low-Carb-Anhänger zur Geschmacksverfeinerung ihrer Mahlzeiten nutzen, haben sich kleine, magnetische Gewürzdosen bewährt. Diese können platzsparend an einer metallischen Oberfläche im Büro oder in der Teeküche angebracht werden. Alternativ eignet sich ein kompakter Gewürzständer für die Schreibtischschublade. Die Lagerung von Getränken erfordert ebenfalls durchdachte Lösungen. Für zuckerfreie Getränke und Wasser empfiehlt sich ein separater Bereich im Bürokühlschrank oder ein kleiner USB-Kühlschrank am Arbeitsplatz. Teebeutel und andere Heißgetränke können in speziellen Organizer-Boxen staubfrei und sortiert aufbewahrt werden. Ein oft übersehener Aspekt ist die Aufbewahrung von Essbesteck und Zubehör. Ein kompaktes Set aus hochwertigem, wiederverwendbarem Besteck, das in einem schlanken Etui aufbewahrt wird, spart nicht nur Platz, sondern ist auch nachhaltig. Ergänzend dazu sind faltbare Silikonschüsseln praktisch, die sich nach Gebrauch platzsparend zusammenfalten lassen.

Für die Organisation von Mahlzeiten-Vorbereitungszubehör bietet sich ein "Mobile Office Kitchen Kit" an. Dieses kann in einer kompakten Box aufbewahrt werden und enthält:

- Zusammenklappbares Schneidebrett
- Kompaktes Messer mit Schutzhülle
- Faltbare Messbecher
- Mini-Gewürzstreuer
- Wiederverwendbare Servietten

Die Aufbewahrung von Reinigungszubehör sollte ebenfalls nicht vernachlässigt werden. Ein kleines Set mit:

- Biologisch abbaubaren Reinigungstüchern
- Handdesinfektionsmittel
- Kompaktem Spülmittel
- Mehrwegspülschwamm

kann diskret in einer Schreibtischschublade verstaut werden. Für Büros mit begrenztem Platz empfiehlt sich die Nutzung vertikaler Aufbewahrungssysteme. Hängende Organizer oder magnetische Halterungen an Metallschränken schaffen zusätzlichen Stauraum, ohne wertvollen Bodenfläche zu beanspruchen. Die Integration eines "Smart Storage Systems" kann die Organisation weiter optimieren. Dabei werden alle Aufbewahrungsbehälter mit QR-Codes versehen, die per Smartphone gescannt werden können. Dies ermöglicht eine digitale Inventarverwaltung und Erinnerungen für ablaufende Lebensmittel. Für Teams, die sich Low-Carb-Mahlzeiten teilen oder gemeinsam organisieren, bietet sich ein zentrales Aufbewahrungssystem an [s50]. Dieses kann beispielsweise aus einem gemeinsamen Vorratsschrank bestehen, in dem jedes Teammitglied seinen eigenen, klar gekennzeichneten Bereich hat. Die Koordination kann über eine gemeinsame App erfolgen, die Übersicht über vorhandene Vorräte und geplante Mahlzeiten bietet. Die Implementierung dieser Aufbewahrungslösungen sollte schrittweise erfolgen und kann je nach individuellen Bedürfnissen und Bürogegebenheiten angepasst werden. Wichtig ist dabei, das System regelmäßig zu evaluieren und bei Bedarf zu optimieren, um eine langfristig erfolgreiche Low-Carb-Ernährung im Büroalltag zu gewährleisten.

Zusammenfassung - 2. 2. Bürotaugliche Ausrüstung

- Lunchbox-Systeme sollten 70-80% Fette, 20-25% Proteine und nur 5-10% Kohlenhydrate enthalten
- Gefrorener Blumenkohlreis gemischt mit echtem Reis erhöht das Mahlzeitvolumen bei gleichbleibendem Kohlenhydratanteil
- Ungebackene gefüllte Paprika halten bis zu 4 Tage im Kühlschrank, gebackene Gerichte nur 2 Tage
- Frischer statt geriebener Käse enthält keine zusätzlichen Konservierungsstoffe und schmilzt besser
- Ein persönlicher Aufbewahrungskorb als Schublade im Bürokühlschrank optimiert den Zugriff ohne andere Bereiche zu stören
- Zu dichte Stapelung im Kühlschrank kann "Wärmenester" durch behinderte Luftzirkulation erzeugen
- Runde Behälter verschwenden mehr Stauraum als quadratische oder rechteckige Formen
- Aktivkohlefilter oder Natron im Kühlschrankbereich neutralisieren Gerüche von Low-Carb Gerichten
- Magnetische Gewürzdosen an metallischen Oberflächen sparen wertvollen Arbeitsplatz
- QR-Code-basierte "Smart Storage Systeme" ermöglichen digitale Inventarverwaltung und Ablauf-Tracking

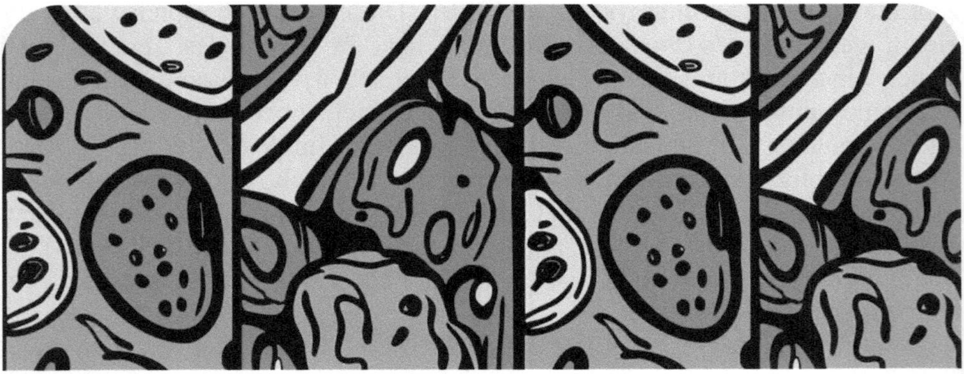

2. 3. Smart Shopping

Wie lässt sich der Einkauf von Low-Carb-Lebensmitteln effizient in einen vollen Arbeitsalltag integrieren? Welche Strategien helfen dabei, die richtigen Produkte zeitsparend zu beschaffen und gleichzeitig die Qualität der Ernährung sicherzustellen? Diese Fragen beschäftigen viele Berufstätige, die sich kohlenhydratarm ernähren möchten. Die Beschaffung geeigneter Lebensmittel ist einer der wichtigsten Grundpfeiler einer erfolgreichen Low-Carb-Ernährung. Von der Routenplanung im Supermarkt über zeitoptimierte Beschaffungsmethoden bis hin zu digitalen Bestellmöglichkeiten gibt es verschiedene Ansätze, die den Einkauf deutlich vereinfachen können. Die folgenden Abschnitte zeigen praxiserprobte Methoden, wie Sie Ihren Low-Carb-Einkauf systematisch und zeitsparend gestalten können - ohne dabei Kompromisse bei der Qualität Ihrer Ernährung eingehen zu müssen.

> *„Für eine Low-Carb-Ernährung konzentriert man sich hauptsächlich auf die Randbereiche des Supermarkts, wo die frischen, unverarbeiteten Lebensmittel zu finden sind.“*

2. 3. 1. Effiziente Einkaufsrouten

Eine durchdachte Einkaufsroute spart nicht nur wertvolle Zeit, sondern unterstützt auch dabei, sich konsequent an den Low-Carb-Ernährungsplan zu halten. Die Grundlage für effizientes Einkaufen bildet eine systematische Planung, die bereits zu Hause beginnt. Dabei sollten Sie Ihre Einkaufsliste nach dem Layout Ihres bevorzugten Supermarkts strukturieren. Die meisten modernen Supermärkte folgen einem ähnlichen Aufbau: Obst und Gemüse am Eingang, gefolgt von Molkereiprodukten, dann Fleisch und Fisch, während sich Fertigprodukte meist in den mittleren Gängen befinden. Für eine Low-Carb-Ernährung konzentrieren Sie sich hauptsächlich auf die Randbereiche des Marktes. Hier finden Sie die frischen, unverarbeiteten Lebensmittel. Beginnen Sie Ihren Einkauf im Obst- und Gemüsebereich, wo Sie sich auf kohlenhydratarme Optionen wie Brokkoli, Blumenkohl, Zucchini, Spinat und Salate konzentrieren. Bei Obst wählen Sie moderate Mengen von Beeren, die verhältnismäßig wenig Kohlenhydrate enthalten. Ein praktischer Tipp: Kaufen Sie verschiedenfarbiges Gemüse, um eine optimale Nährstoffversorgung sicherzustellen - beispielsweise grünen Brokkoli, rote Paprika und violetten Kohlrabi. Im Molkereibereich suchen Sie gezielt nach Produkten mit hohem Proteingehalt und wenig Kohlenhydraten. Naturjoghurt, Quark, Käse und Eier sind hier Ihre Hauptanlaufstellen. Achten Sie bei Joghurt und Quark auf die Zutatenliste - viele "Light"-Produkte enthalten versteckte Kohlenhydrate in Form von Verdickungsmitteln oder Süßungsmitteln. Ein konkretes Beispiel: Wählen Sie griechischen Joghurt mit 10% Fett statt fettreduzierte Varianten, die oft

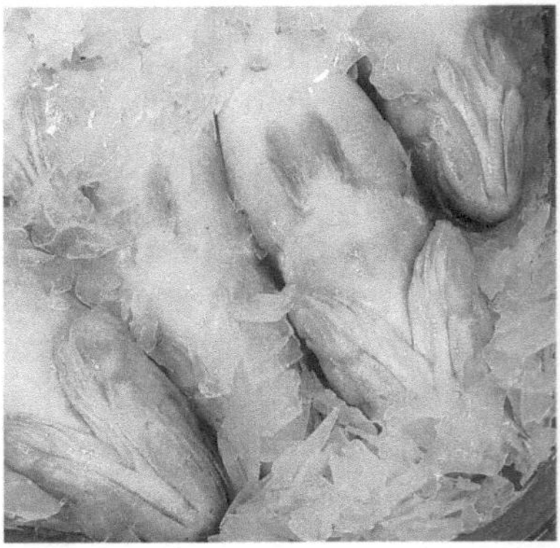

Fisch [i15]

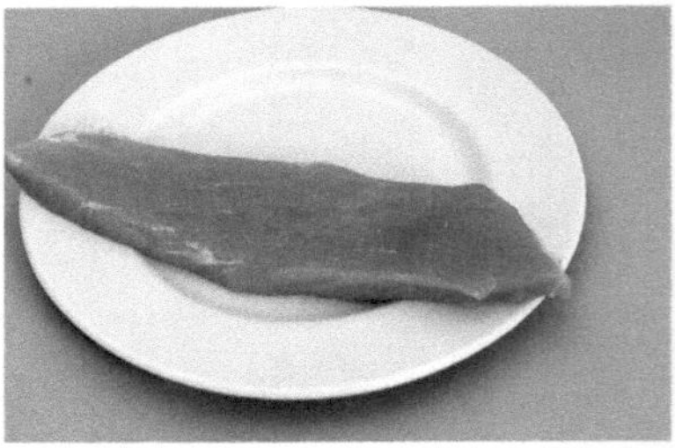

Fleisch [i16]

mit Stärke oder Zucker angereichert sind. Im Fleisch- und Fischbereich finden Sie wichtige Proteinquellen für Ihre Low-Carb-Ernährung. Planen Sie hier strategisch: Kaufen Sie größere Mengen, wenn Aktionen sind, und frieren Sie Portionen ein. Beispielsweise können Sie ein großes Stück Lachs in einzelne Portionen teilen und einfrieren - das spart nicht nur Geld, sondern auch Zeit bei künftigen Einkäufen. Die mittleren Gänge mit Fertigprodukten können Sie größtenteils meiden, was Zeit spart und Versuchungen vermeidet. Dennoch gibt es hier einige wichtige Stationen: Der Gang mit Nüssen und Samen bietet wichtige gesunde Fette und Proteine. Wählen Sie ungesalzene, naturbelassene Varianten. Auch Kokosöl, Olivenöl und andere hochwertige Fette finden Sie in den mittleren Gängen. Ein effizienter Trick ist das "Zwei-Wochen-System": Kaufen Sie haltbare Grundzutaten wie Nüsse, Öle und Gewürze alle zwei Wochen, während Sie frische Produkte wie Gemüse, Fleisch und Molkereiprodukte wöchentlich besorgen. So reduzieren Sie die Zeit im Supermarkt erheblich. Nutzen Sie die Vorteile moderner Technologie: Viele Supermärkte bieten Apps an, die das Erstellen von Einkaufslisten erleichtern und sogar die günstigsten Preise anzeigen. Einige Apps ermöglichen es, Ihre Liste nach dem Ladenlayout zu sortieren. Ein praktischer Tipp: Speichern Sie Ihre Basis-Einkaufsliste in der App und ergänzen Sie sie nur noch nach Bedarf. Zeitmanagement spielt eine zentrale Rolle: Planen Sie Ihre Einkäufe für Zeiten, in denen der Supermarkt weniger frequentiert ist. Typischerweise sind frühe Morgenstunden oder späte Abendstunden ideal. Vermeiden Sie wenn möglich das Einkaufen direkt nach der Arbeit, wenn die Märkte voll sind und Sie möglicherweise hungrig und damit anfälliger für Impulskäufe sind. Etablieren Sie feste Einkaufstage, beispielsweise jeden Samstag für den Großeinkauf und mittwochs für frische Produkte. Diese Routine hilft nicht nur bei der Zeitplanung, sondern auch bei der Vorratshaltung. Ein praktisches Beispiel: Bereiten Sie sonntags Gemüse vor, portionieren Sie es in Behälter und haben Sie so eine perfekte Grundlage für die Mahlzeiten der Arbeitswoche. Für Berufstätige kann es sinnvoll sein, mehrere kleinere Supermärkte in der Nähe des Arbeitsplatzes zu kennen. So können Sie flexibel reagieren und beispielsweise in der Mittagspause frische Produkte nachkaufen. Einige Märkte bieten auch Lieferservices oder Click&Collect-Optionen an - diese können besonders an stressigen Arbeitstagen eine große Hilfe sein. Vergessen Sie nicht, Ihre Einkaufsroute regelmäßig zu evaluieren und anzupassen. Vielleicht entdecken Sie effizientere Wege durch den Markt oder finden heraus, dass bestimmte Produkte in anderen Geschäften günstiger sind. Führen Sie ein einfaches Einkaufstagebuch, in dem Sie

Preise und Qualität verschiedener Märkte vergleichen. Nach einigen Wochen haben Sie einen optimalen Überblick, welcher Markt für welche Produkte die beste Wahl ist.

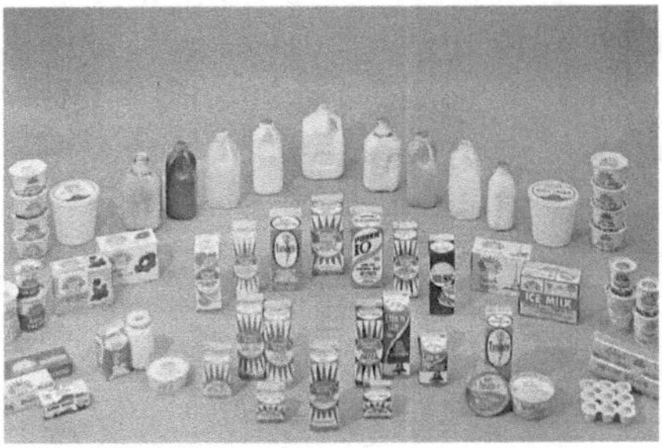

Molkereiprodukte [i17]

2. 3. 2. Zeitoptimierte Beschaffung

Die zeitoptimierte Beschaffung von Low-Carb-Lebensmitteln lässt sich durch verschiedene moderne Dienstleistungen und clevere Vorbereitungsstrategien deutlich effizienter gestalten. meal_prep Services und Essensvorbereitungsdienste können Berufstätigen wertvolle Zeit ersparen, indem sie Planung, Einkauf und teilweise sogar die Zubereitung übernehmen [s51]. Diese Dienste bieten verschiedene Optionen - von komplett vorbereiteten Mahlzeiten bis hin zu Kochboxen mit vorportionierten Zutaten. Ein besonders effektiver Ansatz ist das systematische Meal Prepping. Dabei werden größere Mengen an Mahlzeiten vorbereitet und portioniert. Dies ermöglicht nicht nur eine präzise Kontrolle der Makronährstoffe [s52], sondern reduziert auch den täglichen Zeitaufwand für Essenszubereitung erheblich. Beispielsweise können Sie sonntags verschiedene Proteinquellen wie Hähnchenbrust oder Fisch zusammen mit Low-Carb-Gemüse in größeren Mengen zubereiten und portionsweise einfrieren. Die Nutzung moderner Küchentechnik kann den Zubereitungsprozess deutlich vereinfachen. Slow Cooker eignen sich hervorragend für die Low-Carb-Küche - morgens die Zutaten hineingeben und abends eine fertige Mahlzeit vorfinden [s53]. Ein praktisches Beispiel: Bereiten Sie ein sättigendes Gulasch mit viel Gemüse zu, während Sie bei der Arbeit sind. Der Slow Cooker gart das Fleisch schonend und macht es besonders zart. Flexibilität in der Planung ist ein wichtiger Erfolgsfaktor [s54]. Erstellen Sie einen wöchentlichen Mahlzeitenplan, aber halten Sie immer einige schnelle Backup-Optionen bereit. Zum Beispiel können Sie portionierte, eingefrorene Low-Carb-Mahlzeiten für unerwartete Überstunden oder stressige Tage vorhalten. Eine praktische Lösung ist auch das Einfrieren von einzelnen Komponenten wie gewürfeltem Fleisch oder blanchiertem Gemüse, die sich schnell zu verschiedenen Gerichten kombinieren lassen. Die Kontrolle der Nährstoffaufnahme wird durch vorbereitete Mahlzeiten deutlich erleichtert [s55]. Wenn Sie Ihre Mahlzeiten selbst vorbereiten, können Sie die Mengen an Proteinen und gesunden Fetten genau bestimmen und unerwünschte Kohlenhydrate minimieren. Ein bewährter Ansatz ist das Arbeiten mit Meal Prep Containern, in denen Sie die Portionen bereits beim Vorbereiten perfekt zusammenstellen. Um die Motivation langfristig aufrechtzuerhalten, sollten Sie den Vorbereitungsprozess möglichst angenehm gestalten [s54]. Involvieren Sie beispielsweise Ihre Familie in die Planung und Zubereitung. Machen Sie aus dem sonntäglichen Meal Prep eine gemeinsame Aktivität, bei der jeder seine Lieblings-Low-Carb-Gerichte einbringen kann. Die Auswahl des richtigen Meal Prep Services sollte wohlüberlegt sein [s51]. Berücksichtigen Sie dabei Ihre individuellen Ernährungsziele, Ihr Budget und den gewünschten Grad an Flexibilität. Einige Anbieter spezialisieren sich auf Low-Carb oder ketogene Ernährung und bieten maßgeschneiderte Lösungen an. Vergleichen Sie verschiedene Anbieter und testen Sie eventuell mehrere Optionen, bevor Sie sich festlegen. Die regelmäßige Vorbereitung größerer Mengen hat auch positive Auswirkungen auf die Lebensqualität [s52]. Sie reduziert den täglichen Entscheidungsstress bezüglich der Mahlzeiten und stellt sicher, dass immer eine gesunde Option verfügbar ist. Dies ist besonders wertvoll in stressigen Arbeitsphasen, wenn die Versuchung groß ist, zu kohlenhydratreichen Snacks zu greifen.

Glossar

Makronährstoff
Die drei Hauptnährstoffgruppen Proteine, Fette und Kohlenhydrate, die dem Körper Energie liefern. Im Gegensatz zu Mikronährstoffen werden sie in größeren Mengen benötigt.

Slow Cooker
Ein elektrisches Küchengerät für schonendes Garen bei niedrigen Temperaturen über mehrere Stunden. Auch als Schongarer bekannt, wurde in den 1970er Jahren populär.

2. 3. 3. Online-Bestellung von Low Carb Produkten

Die Online-Bestellung von Low-Carb-Produkten hat sich zu einer zeitsparenden und effizienten Option für Berufstätige entwickelt. Moderne Bestellplattformen bieten eine breite Palette an spezialisierten Low-Carb-Produkten und ermöglichen eine flexible Planung der Ernährung [s56]. Die digitale Beschaffung dieser Produkte vereinfacht den Alltag erheblich und unterstützt die konsequente Umsetzung der Low-Carb-Ernährung. Besonders praktisch sind die benutzerfreundlichen Bestellsysteme vieler Anbieter, die eine individuelle Anpassung des Speiseplans ermöglichen. Nach einer einmaligen Registrierung können Kunden ihre Ernährungspräferenzen hinterlegen und erhalten darauf abgestimmte Vorschläge [s57]. Ein cleverer Ansatz ist es, sich mehrere Anbieter zu suchen und deren Angebote zu vergleichen. Speichern Sie die Login-Daten sicher ab, damit Sie schnell zwischen verschiedenen Shops wechseln können. Die Qualität der online bestellten Mahlzeiten ist meist hochwertig, da sie frisch zubereitet und optimal verpackt werden. Die Gerichte lassen sich in wenigen Minuten in der Mikrowelle oder im Ofen aufwärmen, was besonders an stressigen Arbeitstagen von Vorteil ist [s57]. Ein praktischer Tipp: Bestellen Sie die Lieferung an Ihren Arbeitsplatz, wenn dies möglich ist. So haben Sie direkt eine gesunde Mittagsoption zur Hand. Viele Anbieter arbeiten mit einem Wochenmenü-System, das regelmäßig aktualisiert wird [s57]. Dies bringt Abwechslung in den Speiseplan und verhindert Ernährungsmonotonie. Planen Sie ihre Bestellungen im Voraus und nutzen Sie die Möglichkeit, Mahlzeiten für mehrere Tage zu ordern. Eine bewährte Strategie ist es, die Hauptmahlzeiten für die Arbeitswoche am Wochenende zu planen und rechtzeitig zu bestellen. Ein weiterer Vorteil der Online-Bestellung ist die transparente Darstellung der Nährwertinformationen. Die Verpackungen enthalten detaillierte Angaben zu Inhaltsstoffen und Nährwerten [s57], was die Kontrolle der Kohlenhydrataufnahme erleichtert. Führen Sie ein digitales Ernährungstagebuch und notieren Sie sich besonders gelungene Gerichte für zukünftige Bestellungen. Kostenbewusste Konsumenten können von verschiedenen Rabattaktionen profitieren [s56]. Viele Anbieter offerieren Neukundenrabatte oder Mengenrabatte bei regelmäßiger Bestellung. Ein schlauer Ansatz ist es, Newsletter verschiedener Anbieter zu abonnieren, um keine Sonderaktionen zu verpassen. Legen Sie sich einen separaten E-Mail-Ordner für solche Angebote an. Die Ergänzung des Hauptgerichts durch passende Getränke und kohlenhydratarme Desserts ist bei vielen Anbietern möglich [s57]. Dies ermöglicht eine komplette Mahlzeitenplanung aus einer Hand. Experimentieren Sie mit verschiedenen Kombinationen und erstellen Sie eine persönliche Favoritenliste für schnelle Nachbestellungen.

Ein wichtiger Aspekt ist auch die Umweltfreundlichkeit der Verpackungen [s57]. Achten Sie bei der Auswahl der Anbieter auf deren Nachhaltigkeitskonzepte. Eine gute Praxis ist es, die Verpackungen zu recyceln oder, wenn möglich, zum Anbieter zurückzubringen. Für maximale Effizienz empfiehlt sich die Einrichtung von wiederkehrenden Bestellungen. Viele Plattformen bieten die Option, einen festen Lieferrhythmus zu etablieren, den Sie jederzeit anpassen können. Richten Sie Erinnerungen in Ihrem digitalen Kalender ein, um rechtzeitig Änderungen vorzunehmen oder zusätzliche Produkte zu bestellen. Die Kombination aus Online-Bestellung und strategischer Vorratshaltung optimiert die Low-Carb-Ernährung für Berufstätige. Nutzen Sie die Möglichkeit, Bestellungen im Voraus zu planen und verschiedene Anbieter zu kombinieren, um ein optimales Ergebnis zu erzielen.

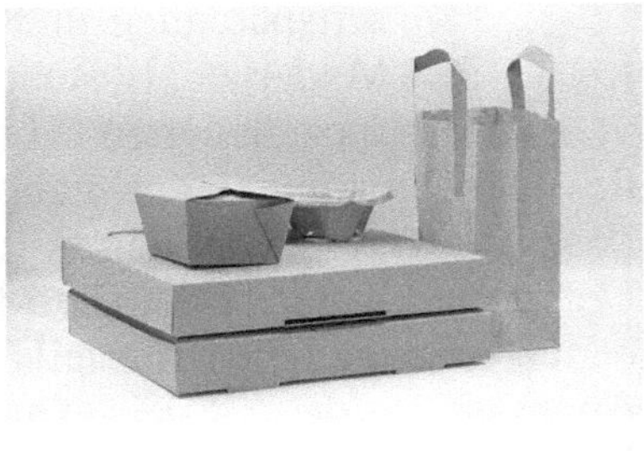

Umweltfreundlichkeit [i18]

Zusammenfassung - 2. 3. Smart Shopping

- Strukturierte Einkaufslisten nach Supermarkt-Layout sparen nachweislich Zeit und reduzieren Impulskäufe
- Das "Zwei-Wochen-System" trennt effektiv zwischen haltbaren Grundzutaten und frischen Produkten
- Frühmorgens und spätabends sind die optimalen Einkaufszeiten mit minimaler Kundenfrequenz
- Verschiedenfarbiges Gemüse sichert eine ausgewogene Nährstoffversorgung
- Griechischer Joghurt mit 10% Fett enthält weniger versteckte Kohlenhydrate als Light-Varianten
- Meal Prep Services ermöglichen präzise Makronährstoff-Kontrolle durch vorportionierende Systeme
- Slow Cooker eignen sich besonders für proteinreiche Low-Carb Gerichte mit langen Garzeiten
- Die Portionierung einzelner Komponenten erhöht die Flexibilität bei der Mahlzeitenzusammenstellung
- Spezialisierte Online-Anbieter nutzen Wochenmenü-Systeme zur Vermeidung von Ernährungsmonotonie
- Die Lieferung an den Arbeitsplatz optimiert die Verfügbarkeit gesunder Mittagsoptionen
- Wiederkehrende Bestellungen mit flexiblem Lieferrhythmus maximieren die Planungseffizienz

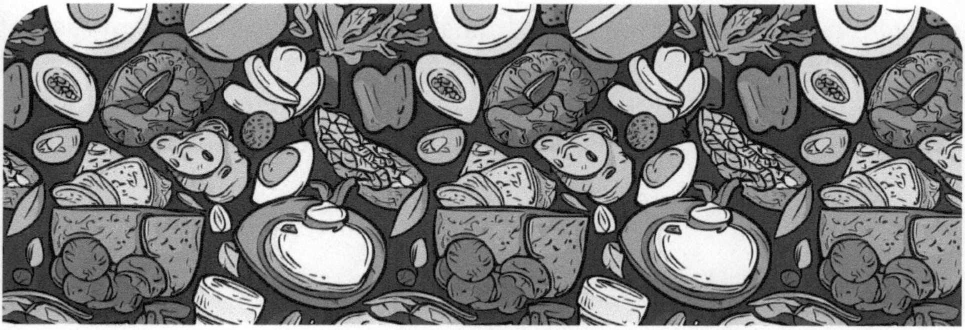

Rückblick - 2. Organisation und Vorbereitung

- Die systematische Vorbereitung der Mahlzeiten am Wochenende mit einer dedicated Kochzeit von 1-2 Stunden ist der Schlüssel zum Erfolg.
- Batch Cooking ermöglicht die gleichzeitige Zubereitung größerer Mengen auf mehreren Backblechen.
- Gekochte Speisen halten sich im Kühlschrank bis zu vier Tage, wenn sie in luftdichten Behältern gelagert werden.
- Die Portionskontrolle mit einer Küchenwaage ist wichtig für die Aufrechterhaltung der Ketose.
- Kalte Mittagessen-Optionen eignen sich besonders gut für den Arbeitsalltag.
- Die Investition in hochwertige Küchenwerkzeuge wie Schnellkochtopf und Küchenmaschine verkürzt die Vorbereitungszeit erheblich.
- Das "First In, First Out"-Prinzip verhindert das Verderben von Lebensmitteln im Kühlschrank.
- Modulare Aufbewahrungssysteme mit magnetischen Gewürzdosen sparen wertvollen Platz.
- Ein "Mobile Office Kitchen Kit" mit faltbarem Schneidebrett und kompaktem Messer ermöglicht flexible Zubereitung.
- Die effizienteste Einkaufsroute konzentriert sich auf die Randbereiche des Supermarkts.
- Slow Cooker eignen sich hervorragend für die Low-Carb-Küche - morgens befüllen, abends eine fertige Mahlzeit vorfinden.
- Online-Bestellplattformen ermöglichen individuelle Anpassung des Speiseplans und transparente Nährwertangaben.
- Während diese Grundlagen der Organisation nun klar sind, stellt sich die Frage: Wie lassen sich diese Prinzipien auf verschiedene Berufsgruppen mit ihren spezifischen Herausforderungen übertragen?

3. Berufsspezifische Lösungen

Die Vereinbarkeit von Beruf und gesunder Ernährung stellt viele Menschen vor große Herausforderungen. Wie lässt sich eine kohlenhydratarme Ernährung in den oft hektischen Arbeitsalltag integrieren? Welche Strategien helfen dabei, trotz Meetings, Geschäftsessen und Zeitdruck die eigenen Ernährungsziele nicht aus den Augen zu verlieren? Die berufliche Realität konfrontiert uns mit verschiedenen Hindernissen: Von der gut gefüllten Süßigkeiten-Schublade im Büro über das Geschäftsessen im Restaurant bis hin zur Snackauswahl auf Dienstreisen. Doch mit der richtigen Vorbereitung und praktischen Lösungsansätzen lassen sich diese Herausforderungen meistern. Entscheidend ist dabei nicht nur das Wissen um geeignete Lebensmittel, sondern auch der Umgang mit sozialem Druck und die Integration gesunder Gewohnheiten in den Arbeitsalltag. Wie können wir Kollegendruck elegant begegnen? Welche Alternativen bieten sich bei spontanen Terminen? Die folgenden Kapitel zeigen praxiserprobte Strategien, wie sich eine Low-Carb-Ernährung auch unter herausfordernden beruflichen Bedingungen erfolgreich umsetzen lässt. Von der Restaurant-Wahl bis zum Notfallplan - hier finden Sie konkrete Handlungsempfehlungen für Ihren Berufsalltag.

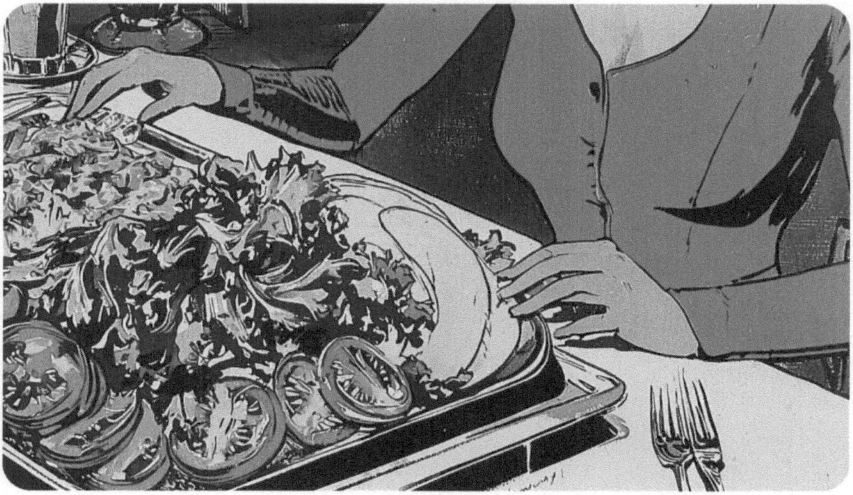

3. 1. Meetings und Geschäftsessen

Geschäftliche Meetings und gemeinsame Mahlzeiten sind zentrale Elemente des modernen Arbeitslebens. Doch wie lässt sich eine kohlenhydratarme Ernährung mit den sozialen und kulturellen Erwartungen bei geschäftlichen Zusammenkünften vereinbaren? Welche Strategien ermöglichen es, sowohl die eigenen Ernährungsziele zu verfolgen als auch professionell und selbstbewusst aufzutreten? Die Herausforderungen sind vielfältig: Von der eingeschränkten Kontrolle über Speisenangebote bis hin zu kulturellen Gepflogenheiten beim gemeinsamen Essen. Gleichzeitig bieten moderne Restaurants und Caterings heute mehr Optionen als je zuvor für individuelle Ernährungsformen. Dieses Kapitel zeigt praxiserprobte Lösungen für verschiedene geschäftliche Essenssituationen - vom klassischen Restaurantbesuch über Buffets bis hin zu mehrtägigen Geschäftsreisen. Mit dem richtigen Wissen und einer durchdachten Herangehensweise wird Low Carb auch in beruflichen Kontexten zur Selbstverständlichkeit.

> *„Bei Geschäftsessen empfiehlt sich eine dezente Herangehensweise: Wählen Sie Gerichte, die von Natur aus wenig Kohlenhydrate enthalten und bei denen nur minimale Anpassungen nötig sind."*

3. 1. 1. Low Carb in Restaurants

In Restaurants eine kohlenhydratarme Mahlzeit zu bestellen, kann zunächst herausfordernd erscheinen, aber mit den richtigen Strategien und etwas Kreativität lässt sich auch außer Haus eine Low-Carb-Ernährung problemlos umsetzen. Besonders bei Geschäftsessen oder beruflichen Meetings, wo die Restaurantwahl oft nicht in der eigenen Hand liegt, ist es wichtig, flexibel zu bleiben und die Speisekarte clever zu interpretieren. Eine bewährte Strategie ist es, das Servicepersonal direkt und freundlich nach Anpassungsmöglichkeiten zu fragen. Die meisten Restaurants sind heute kundenorientiert und gehen auf spezielle Ernährungswünsche ein. So kann beispielsweise bei vielen Gerichten die Beilage getauscht werden - statt Kartoffeln oder Reis lässt sich oft zusätzliches Gemüse oder ein Salat ordern. Bei Burgern kann man um eine "Naked Version" ohne Brötchen bitten, serviert auf einem Salatbett.

Ein häufig unterschätztes Low-Carb-Frühstück im Restaurant sind pochierte Eier [s58]. Während diese Zubereitungsart in der Restaurantküche manchmal eine Herausforderung darstellt, lohnt es sich dennoch, danach zu fragen. Pochierte Eier sind nicht nur kohlenhydratarm, sondern auch reich an hochwertigem Protein und gesunden Fetten. Als Alternative können Sie auch nach einem Omelett mit verschiedenen Low-Carb-Füllungen wie Spinat, Pilzen oder verschiedenen Käsesorten fragen. Besonders kreativ wird es bei der Suche nach Brotersatz. Hier hat sich in der Low-Carb-Szene eine innovative Lösung etabliert: gebratener Käse als Brotersatz [s58]. Diese Technik wird zwar nicht in jedem Restaurant angeboten, aber es schadet nicht, danach zu fragen. Einige moderne Restaurants experimentieren bereits mit solchen Low-Carb-Alternativen.

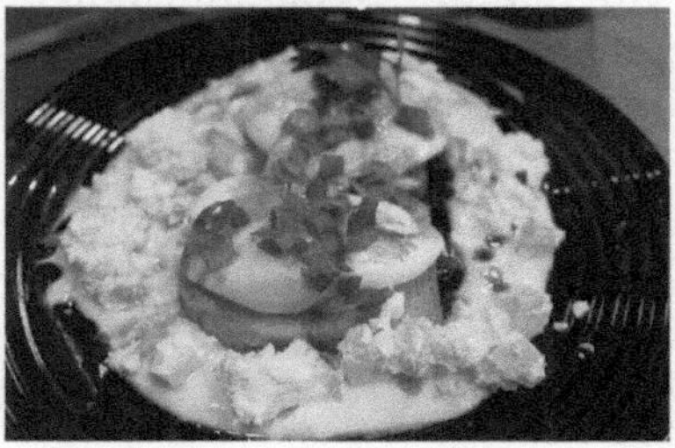

Pochierte Eier [i19]

Bei der Vorspeisenwahl bieten sich Suppen an - allerdings sollte man hier genau nachfragen, ob diese mit Mehl gebunden wurden. Klare Brühen mit Einlage sind meist die bessere Wahl. Auch Carpaccio, Tartar oder Meeresfrüchtecocktails sind excellent geeignete Low-Carb-Optionen. Beim Hauptgang empfiehlt es sich, sich auf Fleisch-, Fisch- oder Geflügelgerichte zu konzentrieren. Hier sollte man besonders auf die Zubereitungsart und die Sauce achten. Gegrillte, gedämpfte oder gebratene Varianten ohne Panade sind ideal. Bei Saucen gilt es, zuckerhaltige oder mit Mehl gebundene Varianten zu meiden. Stattdessen kann man um Kräuterbutter, Olivenöl oder eine simple Reduktion bitten. Ein weiterer praktischer Tipp ist es, sich vorab online das Menü des Restaurants anzusehen. So kann man bereits im Vorfeld potenzielle Low-Carb-Optionen identifizieren und muss nicht unter Zeitdruck oder sozialem Druck eine übereilte Entscheidung treffen. Auch lässt sich so bereits überlegen, welche Anpassungen man erfragen möchte. Bei Geschäftsessen kann es manchmal unangenehm sein, zu viele Sonderwünsche zu äußern. Hier empfiehlt sich eine dezente Herangehensweise: Wählen Sie Gerichte, die von Natur aus wenig Kohlenhydrate enthalten und bei denen nur minimale Anpassungen nötig sind. Ein Steak mit Gemüse statt ein kompliziert umzumodifizierendes Pasta-Gericht ist hier die elegantere Wahl.

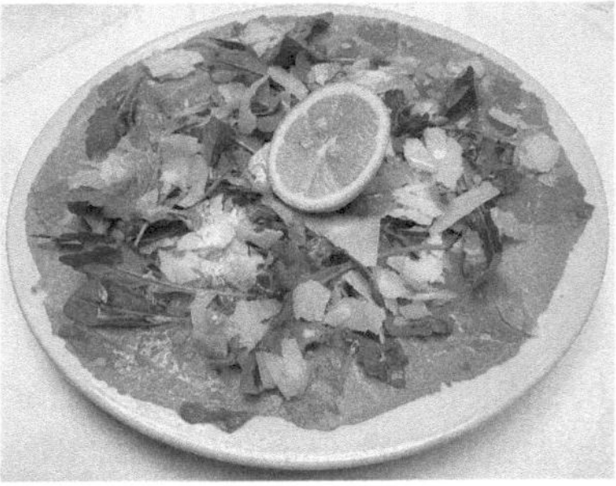

Carpaccio [i20]

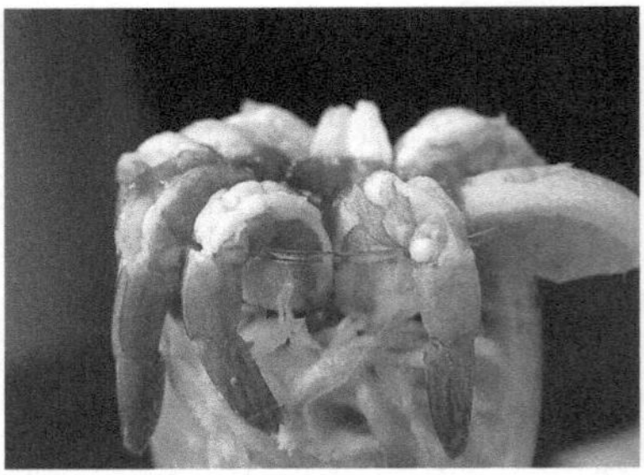

Meeresfrüchtecocktail [i21]

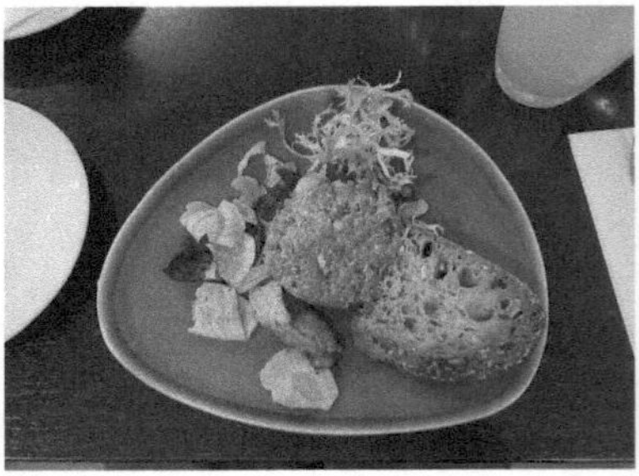

Tartar [i22]

Auch beim Dessert muss man nicht zwangsläufig verzichten. Viele Restaurants bieten heute Käseplatten an, die eine hervorragende Low-Carb-Alternative zum süßen Abschluss darstellen. Alternativ kann man auch um frische Beeren, gegebenenfalls mit einem Klecks Sahne, bitten. Ein oft übersehener Aspekt ist die Getränkewahl. Während Wasser die offensichtliche Low-Carb-Option ist, können auch trockene Weine oder Spirituosen ohne süße Mixer in Maßen in eine kohlenhydratarme Ernährung integriert werden. Bei Cocktails sollte man explizit um zuckerfreie Varianten bitten.

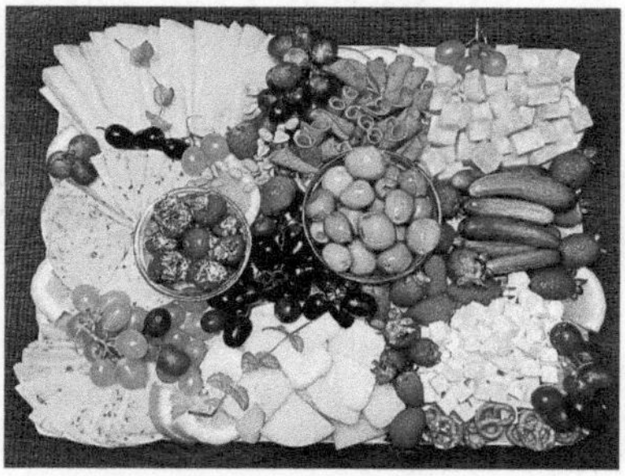

Käseplatte [i23]

Glossar

Carpaccio
Eine italienische Vorspeise aus hauchdünn geschnittenem rohem Rinderfilet, typischerweise mit Olivenöl und Parmesan serviert

Reduktion
Eine durch Einkochen konzentrierte Sauce, bei der Flüssigkeit verdampft wird, um Aromen zu intensivieren

Tartar
Ein Gericht aus fein gehacktem rohem Fleisch oder Fisch, gewürzt und meist mit Eigelb und Gewürzen angerichtet

3. 1. 2. Buffet-Strategien

Bei Buffets die richtige Strategie für eine kohlenhydratarme Ernährung zu entwickeln, erfordert sowohl Planung als auch Disziplin. Die gute Nachricht ist: Mit den richtigen Taktiken können Sie auch am Buffet Ihre Low-Carb-Ernährung problemlos fortführen und dennoch das kulinarische Angebot genießen. Eine bewährte Methode ist der "Erste-Runde-Überblick". Statt sich sofort in das Buffet zu stürzen, empfiehlt es sich, zunächst einen kompletten Rundgang zu machen und sich einen Überblick zu verschaffen. So können Sie gezielt die Low-Carb-Optionen identifizieren und eine strategische Auswahl treffen. Die Planung sollte dabei der 80/20-Regel folgen [s59], wobei 80% der Auswahl aus gesunden, kohlenhydratarmen Optionen bestehen sollte. Ein häufig unterschätzter Trick ist die Verwendung kleinerer Teller [s59]. Dies hilft nicht nur bei der Portionskontrolle, sondern ermöglicht auch mehrere Gänge zum Buffet, was das Geschäftsessen entspannter gestaltet. Sie können sich so in Ruhe mit Ihren Geschäftspartnern unterhalten und müssen nicht befürchten, dass bestimmte Speisen bereits vergriffen sind. Beginnen Sie Ihren Teller idealerweise mit einem Salat [s60]. Dies ist nicht nur eine exzellente Low-Carb-Option, sondern sorgt auch für eine erste Sättigung, sodass Sie weniger versucht sind, bei den kohlenhydratreichen Optionen zuzugreifen. Achten Sie bei der Salatauswahl auf ungesüßte Dressings und meiden Sie fertige Kartoffel- oder Nudelsalate. Bei der Hauptspeise empfiehlt sich die Konzentration auf gegrillte Proteinquellen [s59]. Diese sind nicht nur kohlenhydratarm, sondern auch meist kalorienärmer als panierte oder in Sauce schwimmende Alternativen. Besonders empfehlenswert ist die Auswahl von regionalem Fisch nach den pesca-Prinzipien [s59], der häufig eine hochwertige Proteinquelle mit gesunden Omega-3-Fettsäuren darstellt. Ein wichtiger Aspekt bei Geschäftsbuffets ist die vorherige Kommunikation. Studien zeigen, dass die Erfassung diätetischer Anforderungen bereits während des Registrierungsprozesses essentiell ist [s61]. Scheuen Sie sich nicht, Ihre Ernährungspräferenzen im Vorfeld anzumelden. Dies ermöglicht es den Veranstaltern, entsprechende Optionen bereitzustellen. Beeindruckend ist, dass gut geplante Low-Carb-Buffetmahlzeiten mit nur 17g Kohlenhydraten pro Portion auskommen können [s62]. Selbst Desserts können mit nur 1,6g Kohlenhydraten gestaltet werden [s62], was zeigt, dass auch der süße Abschluss nicht tabu sein muss. Bei der Getränkeauswahl am Buffet sollten Sie besonders auf versteckte

Kohlenhydrate achten. Smoothies und Fruchtsäfte können überraschend zuckerreich sein [s59]. Wasser, ungesüßter Tee oder Kaffee sind sichere Alternativen. Ein oft übersehener Aspekt ist die strategische Platzierung am Tisch. Wählen Sie einen Platz, der nicht direkt am Buffet liegt. Die physische Distanz kann helfen, impulsive Gänge zum Buffet zu reduzieren. Konzentrieren Sie sich stattdessen auf die Geschäftsgespräche und nutzen Sie die Pausen zwischen den Gängen für den Netzwerkaufbau. Die Kennzeichnung von Allergenen und Inhaltsstoffen ist bei modernen Buffets Standard [s61]. Nutzen Sie diese Informationen, um versteckte Kohlenhydratquellen zu identifizieren. Besonders Saucen und Dressings können überraschend kohlenhydratreich sein. Mit diesen Strategien und einem bewussten Ansatz können Sie auch bei Geschäftsbuffets Ihre Low-Carb-Ernährung erfolgreich fortführen. Die Gesamtaufnahme von Kohlenhydraten lässt sich so leicht unter 20,6g pro Mahlzeit halten [s62], was deutlich unter dem Wert einer durchschnittlichen Zwischenmahlzeit liegt.

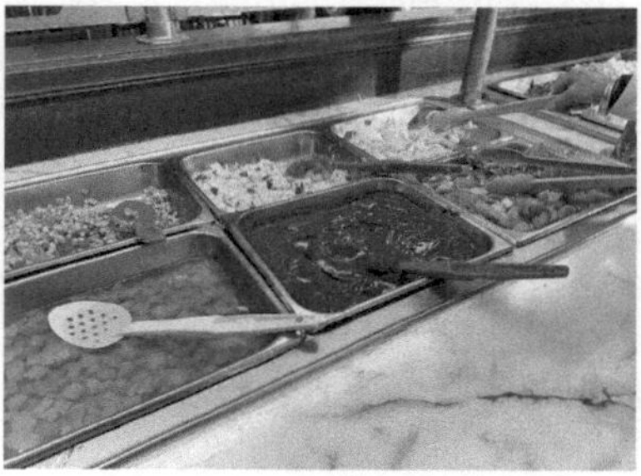

Buffet [i24]

Glossar

pesca-Prinzipien

Ernährungsrichtlinien, die sich auf nachhaltigen Fischkonsum konzentrieren und dabei Aspekte wie Überfischung, Schadstoffe und Fangmethoden berücksichtigen

3. 1. 3. Geschäftsreise-Tauglichkeit

Geschäftsreisen stellen besondere Herausforderungen an die Einhaltung einer Low-Carb-Ernährung, bieten aber mit der richtigen Vorbereitung und Strategie durchaus Möglichkeiten, die Ernährungsform beizubehalten. Eine sorgfältige Planung ist dabei der Schlüssel zum Erfolg [s63]. Bereits zwei bis drei Wochen vor der Geschäftsreise sollte man mit der Vorbereitung beginnen [s64]. Dazu gehört die Recherche nach geeigneten Restaurants in der Nähe des Hotels oder Konferenzortes sowie die Prüfung von Lebensmittellieferdiensten am Zielort. In vielen Städten bieten Dienste die Lieferung frischer Lebensmittel direkt ins Hotel an, was besonders bei längeren Aufenthalten praktisch ist [s63].

Ein oft unterschätzter Aspekt ist das Packen geeigneter Snacks. Hochwertige Proteinriegel, Nüsse, Trockenfleisch oder hartgekochte Eier sind ideale Begleiter für unterwegs und helfen, Heißhungerattacken zu vermeiden. Eine wiederverwendbare Wasserflasche sollte ebenfalls nicht fehlen, da ausreichende Hydration essentiell für Konzentration und Leistungsfähigkeit ist [s63]. Bei internationalen Geschäftsreisen kommen kulturelle Aspekte hinzu, die berücksichtigt werden müssen. In Südkorea beispielsweise spielt die Sitzordnung bei Geschäftsessen eine wichtige Rolle - die ranghöchste Person sitzt am Kopf des Tisches und beginnt mit dem Essen [s65]. In solchen Situationen ist es wichtig, flexibel zu bleiben und die eigenen Ernährungspräferenzen taktvoll zu kommunizieren. Die Getränkewahl bei geschäftlichen Anlässen verdient besondere Aufmerksamkeit. Es empfiehlt sich, sich an den üblichen Ausgabenrichtlinien des Unternehmens zu orientieren und die Getränkekarte im Voraus zu prüfen [s66]. Dabei sollte man sich nicht scheuen, nach zuckerfreien Alternativen zu fragen oder sich auf Wasser zu beschränken. Ein weiterer wichtiger Aspekt ist die Integration von Bewegung in den Geschäftsalltag. Viele Hotels verfügen über Fitnesseinrichtungen, die sich gut für ein kurzes Workout eignen. Alternativ können auch Übungen im Hotelzimmer oder kurze Spaziergänge zwischen Terminen eingeplant

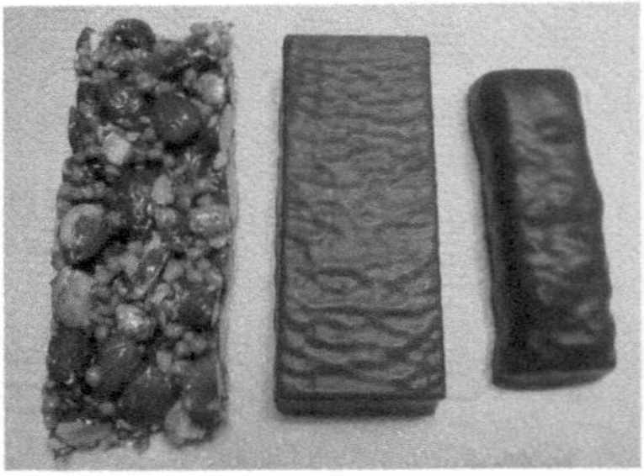

Proteinriegel [i25]

werden [s63]. Die Businesskleidung sollte ebenfalls bedacht werden - sie sollte formal und konservativ sein [s67]. Dies gilt besonders bei internationalen Geschäftsterminen. Eine gut sitzende Kleidung kann dabei helfen, sich auch bei der Einhaltung der Ernährungsform sicher und professionell zu fühlen. Follow-up-Meetings nach offiziellen Terminen sind eine gute Gelegenheit, persönliche Verbindungen zu stärken [s64]. Hier kann man oft entspannter über die eigenen Ernährungspräferenzen sprechen und gemeinsam nach passenden Lokalitäten suchen. Ein wichtiger Grundsatz bei Geschäftsreisen ist, nicht zu streng mit sich selbst zu sein [s63]. Perfektionismus kann kontraproduktiv sein und zu unnötigem Stress führen. Stattdessen sollte der Fokus darauf liegen, bestmögliche Entscheidungen in der jeweiligen Situation zu treffen. Die Vorbereitung von Visitenkarten, die auch in der Landessprache gedruckt sind, kann bei internationalen Geschäftsterminen hilfreich sein [s67]. Dies zeigt Respekt und erleichtert die Kommunikation, auch wenn es um spezielle Ernährungswünsche geht. Pünktlichkeit ist ein universelles Zeichen von Professionalität [s65]. Es empfiehlt sich, 10-15 Minuten vor Terminen zu erscheinen, was auch Zeit für eine kurze Orientierung und die Prüfung der Menükarte lässt. Die Kombination aus sorgfältiger Vorbereitung, kultureller Sensibilität und flexibler Anpassung ermöglicht es, auch auf Geschäftsreisen eine Low-Carb-Ernährung erfolgreich fortzuführen, ohne dabei die geschäftlichen Beziehungen zu beeinträchtigen.

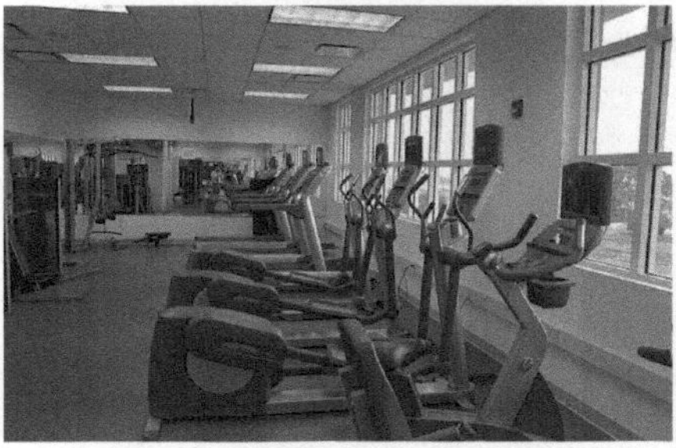

Fitnessstudio [i26]

Zusammenfassung - 3. 1. Meetings und Geschäftsessen

- Pochierte Eier sind eine oft übersehene Low-Carb-Frühstücksoption in Restaurants.
- Gebratener Käse hat sich als innovativer Brotersatz in der Low-Carb-Szene etabliert.
- Gut geplante Low-Carb-Buffetmahlzeiten können mit nur 17g Kohlenhydraten pro Portion auskommen.
- Low-Carb-Desserts können mit nur 1,6g Kohlenhydraten gestaltet werden.
- Die strategische Platzierung am Buffet, entfernt vom Essensbereich, reduziert impulsive Gänge.
- Die Gesamtaufnahme von Kohlenhydraten bei Geschäftsbuffets lässt sich unter 20,6g pro Mahlzeit halten.
- In Südkorea spielt die Sitzordnung bei Geschäftsessen eine zentrale Rolle - die ranghöchste Person sitzt am Kopf des Tisches.
- Die Vorbereitung für geschäftstaugliche Low-Carb-Ernährung sollte bereits zwei bis drei Wochen vor der Reise beginnen.
- Visitenkarten in der Landessprache erleichtern die Kommunikation von speziellen Ernährungswünschen.
- Die Erfassung diätetischer Anforderungen während des Registrierungsprozesses ist für erfolgreiche Geschäftsbuffets essentiell.

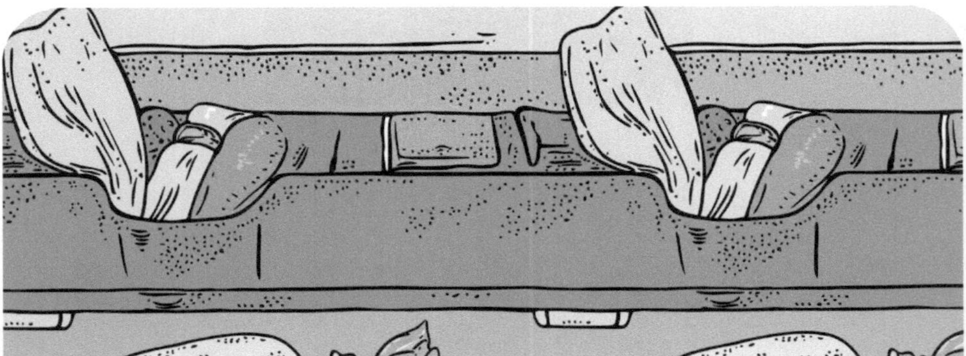

3. 2. Büro-Herausforderungen

Der moderne Büroalltag stellt besondere Anforderungen an eine gesunde Ernährung. Wie lässt sich eine kohlenhydratreduzierte Ernährungsweise mit langen Meetings, kurzen Pausen und ständiger Verfügbarkeit von Süßigkeiten vereinbaren? Welche Strategien helfen dabei, dem sozialen Druck durch Kollegen standzuhalten, wenn wieder einmal Geburtstagskuchen oder Snacks die Runde machen? Die Herausforderungen im Büro sind vielfältig: Von der allgegenwärtigen Süßigkeiten-Schublade über gut gemeinte, aber hinderliche Angebote der Kollegen bis hin zur Frage nach praktikablen Alternativen. Studien zeigen, dass über 70% der Berufstätigen Schwierigkeiten haben, ihre Ernährungsziele am Arbeitsplatz konsequent umzusetzen. Die gute Nachricht ist: Mit der richtigen Vorbereitung und einigen bewährten Strategien lässt sich eine Low-Carb-Ernährung auch im hektischen Büroalltag erfolgreich gestalten. Die folgenden Abschnitte zeigen praxiserprobte Lösungen für die häufigsten Stolpersteine.

> *„Studien zeigen, dass bei über 75% der Berufstätigen die Kollegen ihre Bemühungen um eine gesunde Ernährung erschweren.“*

3. 2. 1. Umgang mit Süßigkeiten-Schubladen

Die Süßigkeiten-Schublade im Büro stellt für viele Berufstätige, die sich low-carb ernähren möchten, eine besondere Herausforderung dar [s68]. Diese oft gut gefüllten Schubladen mit Schokoriegeln, Gummibärchen und anderen zuckerhaltigen Snacks können schnell zur Versuchung werden, besonders in stressigen Arbeitsphasen oder während des nachmittäglichen Energietiefs. Um dieser Herausforderung erfolgreich zu begegnen, ist eine strategische Herangehensweise erforderlich. Eine bewährte Methode ist das "Schubladen-Makeover" - dabei wird die bisherige Süßigkeiten-Schublade komplett ausgeräumt und neu bestückt [s69]. Statt Süßigkeiten können beispielsweise ungesalzene Nüsse, Kokos-Chips oder Proteinriegel eingelagert werden. Diese Alternativen liefern wichtige Nährstoffe und halten den Blutzuckerspiegel stabil. Ein weiterer wichtiger Aspekt ist die bewusste Planung und Vorbereitung. Experten empfehlen, bereits am Wochenende Snacks für die komplette Arbeitswoche vorzubereiten [s69]. Praktisch umsetzen lässt sich dies zum Beispiel durch das Portionieren von Nüssen in kleine Behälter oder das Vorbereiten von Gemüsesticks mit Dip. Diese vorbereiteten Portionen können dann die Süßigkeiten-Schublade ersetzen. Die Visualisierung der eigenen Ernährungsgewohnheiten kann dabei helfen, problematische Verhaltensmuster zu erkennen [s68]. Ein einfaches Ernährungstagebuch oder das sogenannte "Food Doodling" - das kreative Aufzeichnen der konsumierten Lebensmittel - hat sich als effektives Werkzeug erwiesen. Dabei können verschiedene Farben verwendet werden, um gesunde und weniger gesunde Snacks zu kennzeichnen.

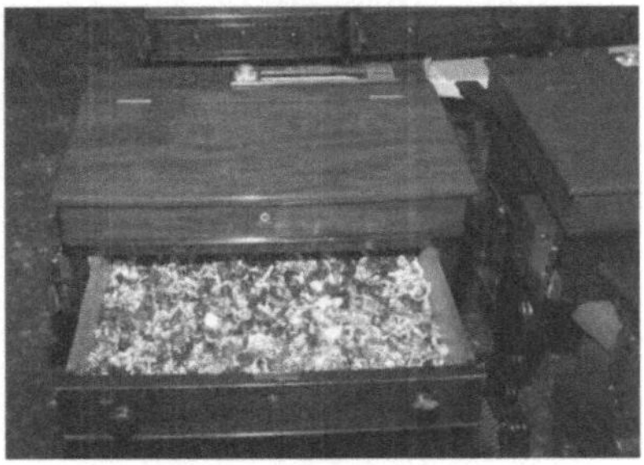

Süßigkeiten-Schublade [i27]

Ein oft unterschätzter Faktor ist die ausreichende Flüssigkeitszufuhr [s69]. Häufig wird Durst mit Hunger verwechselt, was zu unnötigem Snacken führen kann. Eine praktische Lösung ist das Aufstellen einer Wasserflasche direkt neben dem Arbeitsplatz und das Einrichten von regelmäßigen "Trink-Erinnerungen".

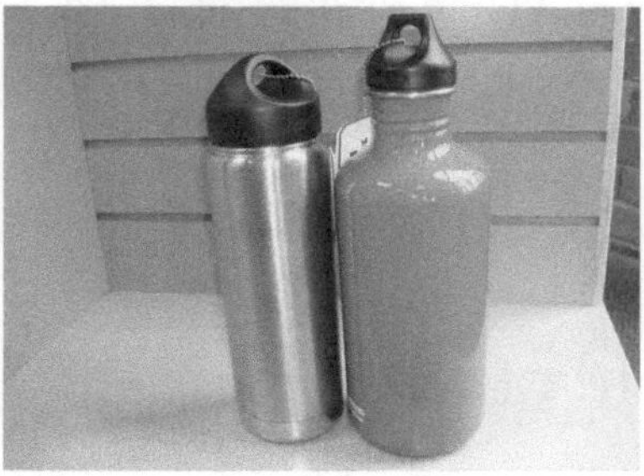

Wasserflasche [i28]

Die Zusammensetzung der Snacks spielt eine entscheidende Rolle. Experten empfehlen eine ausgewogene Kombination aus Proteinen, gesunden Fetten und komplexen Kohlenhydraten [s69]. Konkrete Beispiele für bürotaugliche Low-Carb-Snacks sind:
- Hartgekochte Eier mit Avocado
- Griechischer Joghurt mit Beeren
- Käsewürfel mit Gurke
- Mandeln und Macadamianüsse
- Selbstgemachte Protein-Balls aus Mandelmehl

Um den Umgang mit der Süßigkeiten-Schublade nachhaltig zu verändern, ist es wichtig, auf die eigenen Körpersignale zu achten [s69]. Hunger- und Sättigungsgefühle sollten bewusst wahrgenommen werden. Eine hilfreiche Technik ist die "10-Minuten-Regel": Wenn der Drang nach Süßigkeiten aufkommt, wird zunächst 10 Minuten gewartet und in dieser Zeit ein Glas Wasser getrunken. Oft verschwindet das Verlangen dann von selbst. Die Umgestaltung des Arbeitsumfelds kann ebenfalls unterstützend wirken [s68]. Das bedeutet nicht nur die Neuorganisation der eigenen Schublade, sondern auch die Kommunikation mit Kollegen. Gemeinsam können Vereinbarungen getroffen werden, wie mit Süßigkeiten im Büro umgegangen wird. Beispielsweise könnte ein "Gesunder-Snack-Tag" eingeführt werden, an dem alle Mitarbeiter gesunde Alternativen mitbringen. Ein weiterer wichtiger Punkt ist die Entwicklung von Bewältigungsstrategien für Stresssituationen [s68]. Statt in solchen Momenten automatisch zur Süßigkeiten-Schublade zu greifen, können alternative Verhaltensweisen eingeübt werden, wie kurze Dehnübungen, ein Gang um den Block oder eine kurze Meditation. Die konsequente Umsetzung dieser Strategien kann nicht nur zu einer gesünderen Ernährung beitragen, sondern auch das allgemeine Wohlbefinden am Arbeitsplatz steigern [s68]. Wichtig ist dabei, sich realistische Ziele zu setzen und kleine Erfolge zu feiern. Eine komplette Umstellung muss nicht von heute auf morgen erfolgen - auch kleine Schritte in die richtige Richtung sind wertvoll und nachhaltig.

Glossar

Food Doodling

Eine kreative Methode der Ernährungsdokumentation, bei der Mahlzeiten und Snacks in Form von kleinen Zeichnungen oder Symbolen festgehalten werden. Diese visuelle Technik macht das Tracking spielerischer und hilft beim Erkennen von Ernährungsmustern.

3. 2. 2. Kollegendruck widerstehen

Der soziale Druck durch Kollegen stellt eine der größten Herausforderungen bei der Umsetzung einer Low-Carb-Ernährung im Büro dar. Studien zeigen, dass bei über 75% der Berufstätigen die Kollegen ihre Bemühungen um eine gesunde Ernährung erschweren [s70]. Besonders Menschen mit Übergewicht sind diesem Einfluss stärker ausgesetzt. Um dem Kollegendruck erfolgreich zu widerstehen, ist es wichtig, eine selbstbewusste und klare Position einzunehmen. Statt sich für die eigenen Ernährungsentscheidungen zu rechtfertigen, können kurze, freundliche Erklärungen wie "Danke, aber ich verzichte bewusst" oder "Ich fühle mich mit meiner Ernährung sehr wohl" hilfreich sein. Diese Aussagen signalisieren Bestimmtheit, ohne belehrend zu wirken. Die Arbeitsumgebung spielt eine entscheidende Rolle bei der Umsetzung von Ernährungszielen. In stressigen Arbeitsphasen, beispielsweise während Schichtarbeit oder in hektischen Projektphasen, ist die Versuchung besonders groß, den Gruppendruck nachzugeben [s71]. Eine bewährte Strategie ist es, sich bereits im Vorfeld mentale "Wenn-Dann-Pläne" zurechtzulegen. Zum Beispiel: "Wenn mir Kollegen Kuchen anbieten, dann bedanke ich mich höflich und hole mir stattdessen meinen vorbereiteten Protein-Snack." Ein oft unterschätzter Aspekt ist die Bedeutung von Verbündeten am Arbeitsplatz. Das Finden von gleichgesinnten Kollegen kann den Widerstand gegen unerwünschten Ernährungsdruck erheblich erleichtern. Die Bildung einer "Gesunde-Ernährung-Allianz" kann dabei helfen, sich gegenseitig zu unterstützen und zu motivieren. Konkret könnte dies bedeuten, gemeinsame Mittagspausen zu organisieren, bei denen jeder seine Low-Carb-Mahlzeit mitbringt. Feministische Führungsansätze betonen die Wichtigkeit, toxische Gruppendynamiken zu erkennen und ihnen aktiv entgegenzuwirken [s72]. Dies lässt sich auf den Umgang mit Ernährungsdruck übertragen. Statt sich von gut gemeinten, aber hinderlichen Kommentaren wie "Ein Stück Kuchen wird schon nicht schaden" verunsichern zu lassen, ist es wichtig, die eigenen Grenzen klar zu kommunizieren und zu verteidigen.

Die Implementierung von unterstützenden Strukturen am Arbeitsplatz kann den Widerstand gegen Kollegendruck erleichtern. Dazu gehören beispielsweise:

- Einrichtung eines "Gesundheits-Corners" in der Küche mit Low-Carb-freundlichen Snacks
- Organisation von Team-Events, die nicht ausschließlich um hochkalorische Speisen kreisen
- Etablierung einer offenen Kommunikationskultur über verschiedene Ernährungsformen

Finanzielle Anreize und regelmäßige Ermutigung haben sich als wirksame Faktoren erwiesen, um gesunde Gewohnheiten am Arbeitsplatz zu fördern [s71]. Dies könnte in der Praxis bedeuten, dass Unternehmen Zuschüsse für gesunde Mahlzeiten anbieten oder Gesundheitsinitiativen mit Bonusprogrammen verknüpfen. Ein weiterer wichtiger Aspekt ist die Entwicklung von Resilienz gegenüber sozialem Druck. Dies kann durch regelmäßige Selbstreflexion und das Führen eines Ernährungstagebuchs unterstützt werden. Dabei sollten nicht nur die verzehrten Lebensmittel, sondern auch die sozialen Situationen und der empfundene Druck dokumentiert werden. Die Einführung von strukturierten Pausen und meetingfreien Zeiten kann helfen, bewusster mit Ernährungsentscheidungen umzugehen [s72]. Wenn weniger Hektik herrscht, fällt es leichter, bei den eigenen Ernährungsplänen zu bleiben und nicht dem Gruppenzwang nachzugeben. Letztendlich ist es wichtig zu verstehen, dass die Widerstandsfähigkeit gegen Kollegendruck ein Prozess ist, der Zeit und Übung erfordert. Kleine Rückschläge sollten nicht als Scheitern interpretiert werden, sondern als Gelegenheit, die eigenen Strategien zu überdenken und anzupassen. Mit der richtigen Vorbereitung, einem unterstützenden Umfeld und klaren persönlichen Grenzen kann der Kollegendruck erfolgreich gemeistert werden.

Implementation
Der Vorgang, bei dem neue Prozesse oder Systeme in bestehende Strukturen eingeführt und umgesetzt werden.

Resilienz
Die psychische Widerstandskraft eines Menschen, die es ermöglicht, Krisen und Herausforderungen zu bewältigen. Sie kann durch Training gestärkt werden.

toxisch
Im übertragenen Sinne schädlich oder giftig wirkende Verhaltensweisen oder Beziehungsmuster in sozialen Situationen.

3. 2. 3. Gesunde Alternativen etablieren

Die erfolgreiche Etablierung gesunder Alternativen im Büroalltag erfordert eine durchdachte Strategie und konsequente Umsetzung. Ein wesentlicher Aspekt ist dabei die Vorbereitung proteinreicher Mahlzeiten, die maximal 14 Gramm Kohlenhydrate pro Portion enthalten sollten [s73]. Dies lässt sich beispielsweise durch gefüllte Avocados oder schnell zubereitete Salate realisieren. Die Planung beginnt bereits beim Frühstück, das proteinreich gestaltet werden sollte, um den Blutzuckerspiegel zu stabilisieren und Heißhungerattacken vorzubeugen [s74]. Eine praktische Umsetzung könnte so aussehen: Am Sonntagabend werden verschiedene Frühstücksoptionen wie Rührei mit Gemüse oder griechischer Joghurt mit Beeren vorbereitet und portioniert. Bei der Zubereitung von Gemüse ist die richtige Verarbeitung entscheidend. Statt Frittieren oder Zuckerzusätzen empfiehlt sich das Dämpfen oder Grillen, um die Nährwerte optimal zu erhalten [s75]. Ein cleverer Ansatz ist die Kombination verschiedener Gemüsesorten, wodurch sich die Kohlenhydrataufnahme minimieren und gleichzeitig der Nährstoffgehalt maximieren lässt. Die Implementierung eines "Plan B" hat sich als besonders wichtig erwiesen [s76]. Erstellen Sie eine Liste mit Low-Carb-freundlichen Restaurants in Büronähe und recherchieren Sie deren Speisekarten im Voraus. So sind Sie auch bei spontanen Terminen oder wenn die eigene Mahlzeitenvorbereitung nicht geklappt hat, gut gerüstet. Ein oft vernachlässigter Aspekt ist der Umgang mit Getränken. Viele Kalorien und Kohlenhydrate verstecken sich in Getränken, besonders in Kaffeespezialitäten [s76]. Eine praktische Lösung ist die Anschaffung einer hochwertigen Thermoskanne für selbst zubereiteten Kaffee und die Verwendung von zuckerfreien Alternativen zum Süßen. Die Nährwertüberprüfung spielt eine zentrale Rolle bei der Auswahl von Snacks [s77]. Etablieren Sie die Gewohnheit, Etiketten zu lesen und sich auf Produkte mit hohem Protein- und niedrigem Kohlenhydratanteil zu konzentrieren. Praktisch umsetzen lässt sich dies durch das Anlegen einer persönlichen Liste geeigneter Produkte auf dem Smartphone. Die Integration von körperlicher Aktivität trotz langer Arbeitszeiten stellt viele vor Herausforderungen [s78]. Eine effektive Strategie ist die Einführung von "Active Breaks" - kurzen Bewegungseinheiten während der Arbeit. Dies könnte bedeuten, Telefonate im Stehen zu führen oder die Mittagspause für einen kurzen Spaziergang zu nutzen. Für die langfristige Etablierung gesunder Alternativen ist die Lebensmittelsicherheit am Arbeitsplatz nicht zu vernachlässigen [s76]. Richten Sie sich einen festen Platz im Bürokühlschrank ein und kennzeichnen Sie Ihre Vorräte deutlich. Die Anschaffung hochwertiger, auslaufsicherer Behälter ist dabei eine lohnende Investition. Die Umstellung auf kleinere, häufigere Mahlzeiten kann helfen, den Snackkonsum zu reduzieren [s74]. Praktisch bedeutet dies, die Tagesration in 5-6 kleine Portionen aufzuteilen und diese zeitlich so zu planen, dass sie mit dem individuellen Arbeitsrhythmus harmonieren. Ein personalisiertes Ernährungsprogramm hat sich als besonders effektiv erwiesen [s78]. Entwickeln Sie einen individuellen Wochenplan, der Ihre persönlichen Vorlieben berücksichtigt und gleichzeitig die Low-Carb-Prinzipien einhält. Nutzen Sie Apps oder Ernährungstagebücher zur Dokumentation und Anpassung. Die Schlafqualität beeinflusst maßgeblich das Essverhalten [s74]. Etablieren Sie eine konsequente Abendroutine und planen Sie Ihre letzte Mahlzeit mindestens drei Stunden vor dem Schlafengehen. Dies hilft, nächtlichen Heißhunger zu vermeiden und am nächsten Arbeitstag energiegeladen zu starten.

Zusammenfassung - 3. 2. Büro-Herausforderungen

- Studien zeigen, dass bei über 75% der Berufstätigen die Kollegen ihre Bemühungen um eine gesunde Ernährung erschweren.
- Die "10-Minuten-Regel" hilft bei Süßigkeiten-Gelüsten - nach dem Warten und einem Glas Wasser verschwindet das Verlangen oft von selbst.
- Food Doodling - das kreative Aufzeichnen der konsumierten Lebensmittel - hat sich als effektives Werkzeug zur Verhaltensanalyse erwiesen.
- Die Bildung einer "Gesunde-Ernährung-Allianz" unter Kollegen verstärkt die Widerstandskraft gegen unerwünschten Ernährungsdruck.
- Proteinreiche Mahlzeiten sollten maximal 14 Gramm Kohlenhydrate pro Portion enthalten.
- Die Integration von "Active Breaks" - kurzen Bewegungseinheiten während der Arbeit - unterstützt die Low-Carb-Ernährung.
- Feministische Führungsansätze betonen die Wichtigkeit, toxische Gruppendynamiken bei Ernährungsthemen zu erkennen.
- Das "Schubladen-Makeover" - die komplette Neubestückung der Süßigkeiten-Schublade mit gesunden Alternativen - bewährt sich als Strategie.
- Die Schlafqualität beeinflusst maßgeblich das Essverhalten - die letzte Mahlzeit sollte mindestens drei Stunden vor dem Schlafengehen erfolgen.

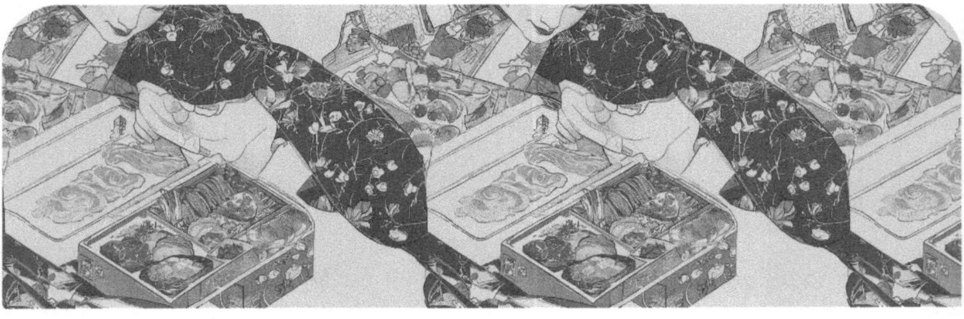

3. 3. Stresssituationen meistern

Wie gehen Sie mit plötzlichen Termindruck, ungeplanten Überstunden oder emotional aufreibenden Meetings um? Viele Berufstätige kennen diese Situationen, die nicht nur den Arbeitsalltag, sondern auch die geplante Ernährung durcheinanderbringen können. Die Herausforderung liegt darin, auch unter Zeitdruck und in stressigen Phasen eine ausgewogene Low-Carb-Ernährung beizubehalten. Dabei spielen nicht nur die richtigen Lebensmittel eine Rolle – auch die Art und Weise, wie wir Pausen gestalten und mit Stresssituationen umgehen, beeinflusst unsere Ernährungsgewohnheiten maßgeblich. Die folgenden Strategien und praktischen Lösungen zeigen, wie Sie auch in turbulenten Arbeitsphasen Ihre Ernährungsziele im Blick behalten können, ohne dabei zusätzlichen Stress zu erzeugen.

„Experten empfehlen, bereits nach 90 Minuten konzentrierter Arbeit eine kurze Pause von mindestens fünf Minuten einzulegen.“

3. 3. 1. Low Carb Notfallplan

Ein durchdachter Low Carb Notfallplan ist der Schlüssel zum Erfolg, besonders für Berufstätige in stressigen Situationen. Die wichtigste Grundregel lautet: Vorbereitung ist alles [s79]. Dies bedeutet konkret, dass Sie am Wochenende oder an einem ruhigen Abend Zeit investieren sollten, um Ihre Woche zu planen und vorzubereiten. Beginnen Sie damit, verschiedene kohlenhydratarme Snacks in portionsgerechten Behältern vorzubereiten. Praktische Beispiele sind hartgekochte Eier, Gurkenscheiben mit Frischkäse, Käsewürfel oder eine Handvoll Nüsse. Diese sollten sowohl zu Hause als auch im Büro griffbereit sein [s79]. Ein cleverer Tipp ist es, diese Snacks an verschiedenen strategischen Orten zu platzieren - in der Schreibtischschublade, im Auto oder in der Sporttasche. Die Getränkeauswahl spielt eine zentrale Rolle [s80]. Verzichten Sie auf kalorienhaltige Getränke wie Limonaden oder gesüßte Kaffeespezialitäten. Stattdessen sollten Sie immer eine Wasserflasche griffbereit haben. Ein praktischer Ansatz ist es, sich Erinnerungen im Smartphone zu setzen, um regelmäßig zu trinken [s81]. Dies hilft auch dabei, echten Hunger von Durst zu unterscheiden. Für das Mittagessen im Büro empfiehlt sich das "Meal Prep"-Konzept: Bereiten Sie am Sonntag verschiedene Low Carb Gerichte vor, die Sie portionsweise einfrieren können [s80]. Beispielsweise Hähnchenbrust mit gedämpftem Gemüse oder Thunfisch-Avocado-Salat. Falls die Zeit dafür fehlt, recherchieren Sie im Voraus Low Carb-freundliche Restaurants in Ihrer Umgebung oder Lieferdienste mit entsprechenden Optionen [s79]. Ein weiterer wichtiger Aspekt ist die Portionskontrolle [s80]. Eine einfache Faustregel: Eine Portion entspricht etwa der Größe Ihrer Faust. Bei Meetings oder Geschäftsessen können Sie sich an der "Ein-Kohlenhydrat-pro-Mahlzeit-Regel" orientieren. Wählen Sie beispielsweise entweder Kartoffeln ODER Brot, aber nicht beides. Für unvermeidbare "Notfälle" sollten Sie einen Plan B haben. Halten Sie beispielsweise im Büro eine kleine Auswahl an haltbaren Low Carb Alternativen bereit: Thunfisch in Dosen, Mandeln oder Proteinriegel ohne Zucker. Auch die Nutzung von Mahlzeiten-Lieferdiensten kann eine gute Option sein, wenn Sie im Voraus recherchieren, welche Anbieter Low Carb Optionen haben [s79]. Der Schlaf spielt eine oft unterschätzte Rolle bei der Einhaltung eines Low Carb Lebensstils [s80]. Planen Sie mindestens 7-8 Stunden Schlaf ein und etablieren Sie eine entspannende Abendroutine. Bei

Schlafmangel steigt das Verlangen nach kohlenhydratreichen Snacks deutlich an.

Bewegung ist ein weiterer wichtiger Faktor [s80]. Integrieren Sie kleine Bewegungseinheiten in Ihren Arbeitsalltag: Treppe statt Aufzug, Spaziergang in der Mittagspause oder kurze Dehnübungen am Schreibtisch. Ein praktischer Tipp ist es, sich "Bewegungs-Termine" im Kalender zu blocken und diese genauso ernst zu nehmen wie andere Termine. Sollten Sie dennoch einmal vom Plan abweichen, ist das kein Weltuntergang [s80]. Wichtig ist, nicht in alte Muster zu verfallen, sondern direkt zur nächsten Mahlzeit wieder zum Low Carb Plan zurückzukehren. Führen Sie ein einfaches Ernährungstagebuch, um Muster zu erkennen und aus "Ausrutschern" zu lernen. Ein weiterer praktischer Aspekt ist die schrittweise Umstellung [s81]. Beginnen Sie mit kleinen, machbaren Änderungen und erweitern Sie diese kontinuierlich. Zum Beispiel können Sie in der ersten Woche nur das Frühstück umstellen, in der zweiten Woche das Mittagessen hinzunehmen und so weiter. Automatisierung ist ein Schlüssel zum Erfolg [s79]. Richten Sie beispielsweise einen regelmäßigen Lebensmittel-Lieferservice ein, der Ihnen Low Carb geeignete Produkte liefert. Oder vereinbaren Sie mit gleichgesinnten Kollegen einen wöchentlichen Meal Prep-Tag, bei dem Sie gemeinsam vorkochen.

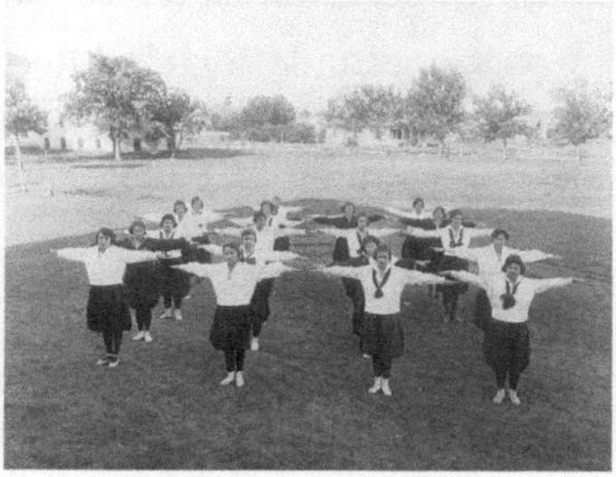

Bewegung [i29]

3. 3. 2. Gesunde Snack-Alternativen

Gesunde Snack-Alternativen sind ein wesentlicher Baustein für eine erfolgreiche Low-Carb-Ernährung im Berufsalltag. Die richtige Auswahl und strategische Planung können dabei helfen, Heißhungerattacken zu vermeiden und konstant Energie zu haben [s82]. Ein wichtiger erster Schritt ist die bewusste Gestaltung des Arbeitsumfelds. Immer mehr Unternehmen erkennen die Bedeutung gesunder Ernährung und bieten entsprechende Optionen in Cafeterien und Automaten an [s83]. Falls dies in Ihrem Unternehmen noch nicht der Fall ist, können Sie die Initiative ergreifen: Sprechen Sie mit der Geschäftsführung über die Einrichtung einer "Gesunde Snack-Ecke" oder organisieren Sie mit Kollegen einen gemeinsamen Mixer für frische Smoothies [s83]. Die Kaffeepause stellt häufig eine besondere Herausforderung dar. Automatenkaffee wird oft mit zuckerhaltigen Snacks kombiniert [s84]. Eine praktische Lösung ist die Vorbereitung eigener Alternativen: Nehmen Sie sich zum Beispiel eine kleine Box mit Mandeln und dunkler Schokolade (mindestens 70% Kakaoanteil) mit ins Büro. Diese Kombination liefert wichtige Nährstoffe und macht länger satt. Besonders wichtig ist es, sich gegen sozialen Druck zu wappnen. Entwickeln Sie höfliche, aber bestimmte Formulierungen, um "Nein, danke" zu ungesunden Snacks zu sagen [s85]. Ein humorvoller Umgang mit solchen Situationen kann dabei helfen, die Stimmung aufzulockern. Zum Beispiel: "Heute nicht, ich habe schon eine Verabredung mit meinem Gemüse-Dip!" Die Zusammenarbeit mit gleichgesinnten Kollegen kann sehr motivierend sein. Gründen Sie eine "Gesunde Snack-Gruppe" und organisieren Sie gemeinsame Meal-Prep-Sessions [s85]. So können Sie nicht nur Erfahrungen austauschen, sondern auch die Zubereitung gesunder Snacks effizienter gestalten.

Ein oft unterschätzter Aspekt ist die Bedeutung des Frühstücks. Ein ausgewogenes, kohlenhydratkontrolliertes Frühstück hilft, späteren Heißhunger zu vermeiden [s85]. Bereiten Sie sich beispielsweise am Vorabend ein Chia-Pudding mit Beeren vor oder kochen Sie ein paar Eier für den nächsten Tag. Für die Zeit nach der Arbeit, besonders nach Happy Hours oder späten Meetings, ist es wichtig, vorausschauend zu planen [s86]. Halten Sie zu Hause vorbereitete Snacks bereit, wie Gemüsesticks mit Hummus oder selbstgemachte Protein-Balls aus Nüssen und Samen.

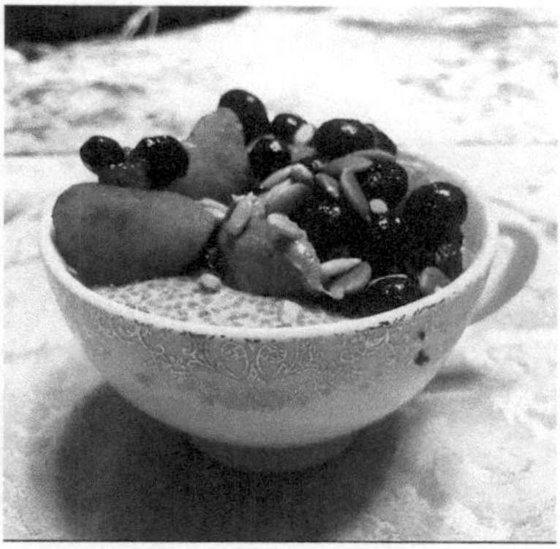

Chia-Pudding [i30]

Die achtsame Snackauswahl beginnt bereits beim Einkauf. Erstellen Sie eine Liste mit gesunden Alternativen und halten Sie sich konsequent daran. Praktische Optionen sind:
- Verschiedene Nussmischungen in portionsgerechten Behältern
- Hartgekochte Eier
- Geschnittenes Gemüse mit Dips aus Quark oder Hummus
- Proteinreiche Snackriegel ohne zugesetzten Zucker
- Kleine Portionen Hüttenkäse mit Obststücken

Ein weiterer wichtiger Aspekt ist das bewusste Essen. Verlassen Sie für die Snackpause den Schreibtisch [s85]. Ein kurzer Spaziergang kombiniert mit einem gesunden Snack kann nicht nur die Konzentration steigern, sondern auch das Sättigungsgefühl verbessern. Erkennen Sie Ihre persönlichen Auslöser für ungesundes Snacken [s85]. Stress, Langeweile oder bestimmte Tageszeiten können problematische Muster auslösen. Entwickeln Sie für diese Situationen alternative Strategien, wie kurze Bewegungsübungen oder Atemtechniken. Die Integration gesunder Snack-Alternativen in den Arbeitsalltag ist ein Prozess, der Zeit und Geduld erfordert. Bleiben Sie flexibel und vergessen Sie nicht: Auch wenn einmal nicht alles perfekt läuft, ist es besser, einen nicht optimalen Snack zu sich zu nehmen, als später vom Heißhunger überwältigt zu werden [s82].

3. 3. 3. Stressfreie Pausengestaltung

Die bewusste Gestaltung von Arbeitspausen ist ein wesentlicher Baustein für ein gesundes Berufsleben und erfolgreiche Stressbewältigung. Experten empfehlen, bereits nach 90 Minuten konzentrierter Arbeit eine kurze Pause von mindestens fünf Minuten einzulegen [s87]. Diese regelmäßigen Unterbrechungen sind keine verlorene Zeit, sondern steigern nachweislich die Produktivität und mentale Leistungsfähigkeit. Ein effektives Pausenmanagement beginnt mit der Identifikation persönlicher Stressauslöser [s88]. Beobachten Sie über einige Tage hinweg, zu welchen Zeiten Ihre Konzentration nachlässt oder Anspannung zunimmt. Nutzen Sie diese Erkenntnisse, um Ihre Pausen strategisch zu planen. Ein praktischer Ansatz ist die Verwendung der "Pomodoro-Technik": Arbeiten Sie fokussiert für 25 Minuten und machen Sie dann eine kurze Pause.

Die Integration von Bewegung in die Pausengestaltung spielt eine zentrale Rolle. Statt die perfekten Bedingungen für ein komplettes Workout abzuwarten, können kleine Bewegungseinheiten in den Arbeitsalltag integriert werden [s89]. Praktische Beispiele sind:
- Kurze Dehnübungen am Arbeitsplatz
- Ein Spaziergang um den Block
- Treppensteigen statt Aufzugfahren
- Leichte Yoga-Übungen im Büro

Moderne Technologie kann bei der Pausengestaltung unterstützend wirken. Verschiedene Apps bieten geführte Meditationen und Achtsamkeitsübungen an, die sich perfekt in kurze Pausen integrieren lassen [s90]. Diese Tools helfen nicht nur bei der Stressreduktion, sondern erinnern auch an regelmäßige Pausen. Ein wichtiger Aspekt der stressfreien Pausengestaltung ist das Setzen von Grenzen [s88]. Kommunizieren Sie klar, wenn Sie eine Pause benötigen und lassen Sie sich nicht von vermeintlichen Dringlichkeiten davon abhalten. Ein praktischer Tipp ist es, Pausen als feste Termine im Kalender zu blockieren und diese genauso ernst zu nehmen wie andere Meetings.

Die Qualität der Pause ist dabei wichtiger als ihre Länge. Entwickeln Sie ein persönliches Repertoire an Entspannungstechniken [s88]:
- Progressive Muskelentspannung
- Atemübungen
- Kurze Meditationseinheiten
- Achtsamkeitsübungen

Besonders effektiv ist die Kombination verschiedener Entspannungsmethoden mit Bewegung. Ein strukturierter Ansatz könnte so aussehen:
- Morgens: 5 Minuten Dehnen und tiefes Atmen
- Vormittags: 10 Minuten Spaziergang
- Mittags: 20 Minuten bewusste Pause vom Bildschirm
- Nachmittags: 5 Minuten Meditation
- Abends: Sanfte Stretching-Übungen

Die "Dial-Methode" [s89] eignet sich hervorragend, um die Intensität der Pausenaktivitäten an die jeweilige Situation anzupassen. An besonders stressigen Tagen können die Aktivitäten heruntergefahren werden, ohne sie komplett auszusetzen. Wichtig ist die Kontinuität: Lieber kurze, regelmäßige Pausen als gar keine. Ein oft unterschätzter Aspekt ist die soziale Komponente der Pausengestaltung. Nutzen Sie Ihr Unterstützungssystem [s88], indem Sie sich mit Kollegen zu gemeinsamen Pausenaktivitäten verabreden. Dies kann die Motivation steigern und gleichzeitig soziale Kontakte pflegen. Für die Überwachung der Stressbelastung kann die Beobachtung des Blutzuckerspiegels hilfreich sein [s90]. Stress kann den Blutzuckerspiegel beeinflussen, was wiederum Auswirkungen auf Hunger und Konzentration hat. Ein ausgewogener Blutzuckerspiegel trägt zu einer effektiveren Pausengestaltung bei. Die Integration von Zeitmanagement-Tools [s88] hilft dabei, Pausen effizient zu planen und einzuhalten. Nutzen Sie digitale Kalender oder spezielle Apps, die Sie an Pausen erinnern und diese dokumentieren. So können Sie Ihre Pausengestaltung kontinuierlich optimieren und an Ihre Bedürfnisse anpassen.

Glossar

Dial-Methode

Ein flexibles Anpassungssystem, ursprünglich aus der Sportpsychologie stammend, bei dem Aktivitäten auf einer Skala von 1-10 eingestellt werden können.

Pomodoro-Technik

Eine Zeitmanagement-Methode, die nach einer Küchenuhr in Tomatenform benannt wurde. Entwickelt wurde sie in den 1980er Jahren von Francesco Cirillo in Italien.

Zusammenfassung - 3. 3. Stresssituationen meistern

- Die Pomodoro-Technik empfiehlt 25 Minuten fokussierte Arbeit gefolgt von kurzen Pausen für optimale Produktivität.
- Experten raten zu Pausen bereits nach 90 Minuten konzentrierter Arbeit für mindestens 5 Minuten.
- Die "Dial-Methode" ermöglicht flexible Anpassung der Pausenintensität an Stresslevel.
- Stress kann den Blutzuckerspiegel signifikant beeinflussen und damit Hunger und Konzentration stören.
- Ein durchdachter Low Carb Notfallplan basiert auf der "Ein-Kohlenhydrat-pro-Mahlzeit-Regel".
- Schlafmangel erhöht nachweislich das Verlangen nach kohlenhydratreichen Snacks.
- Dunkle Schokolade mit mindestens 70% Kakaoanteil kombiniert mit Mandeln liefert wichtige Nährstoffe und verlängert die Sättigung.
- Die strategische Platzierung von Low-Carb Snacks an verschiedenen Orten (Auto, Büro, Sporttasche) erhöht die Erfolgsquote.
- Automatisierte Lebensmittel-Lieferservices und gemeinsame Meal-Prep-Tage steigern die Effizienz der Ernährungsumstellung.
- Das Verlassen des Schreibtisches während der Snackpause verstärkt nachweislich das Sättigungsgefühl.

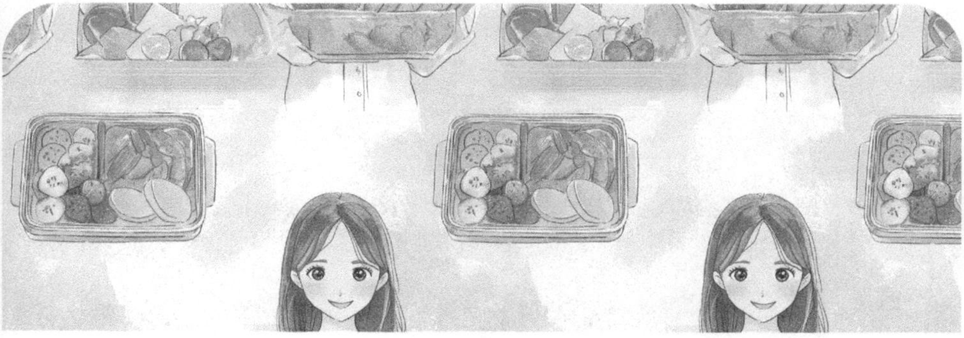

Rückblick - 3. Berufsspezifische Lösungen

- In Restaurants lässt sich durch geschickte Anpassungen wie "Naked Versions" von Burgern oder gebratenen Käse als Brotersatz eine Low-Carb-Ernährung umsetzen.
- Carpaccio, Tartar und Meeresfrüchtecocktails sind hervorragend geeignete kohlenhydratarme Vorspeisen.
- Bei Buffets hilft die "Erste-Runde-Überblick" Strategie und die 80/20-Regel, wobei 80% der Auswahl aus kohlenhydratarmen Optionen bestehen sollte.
- Gut geplante Low-Carb-Buffetmahlzeiten können mit nur 17g Kohlenhydraten pro Portion auskommen.
- Über 75% der Berufstätigen werden durch Kollegen bei ihren Bemühungen um gesunde Ernährung behindert.
- Die "Gesundheits-Corner" in der Büroküche und Team-Events ohne Fokus auf hochkalorische Speisen unterstützen die Implementierung von Low-Carb am Arbeitsplatz.
- Pochierte Eier sind ein oft unterschätztes Low-Carb-Frühstück im Restaurant.
- Die Pomodoro-Technik mit 25 Minuten fokussierter Arbeit und anschließender Pause hilft bei der stressfreien Pausengestaltung.
- Die Dial-Methode ermöglicht eine flexible Anpassung der Pausenaktivitäten an die jeweilige Stresssituation.
- Während diese berufsspezifischen Lösungen die tägliche Umsetzung erleichtern, stellt sich die Frage, wie sich der Low-Carb-Lebensstil langfristig mit einer erfolgreichen Karriere vereinbaren lässt.

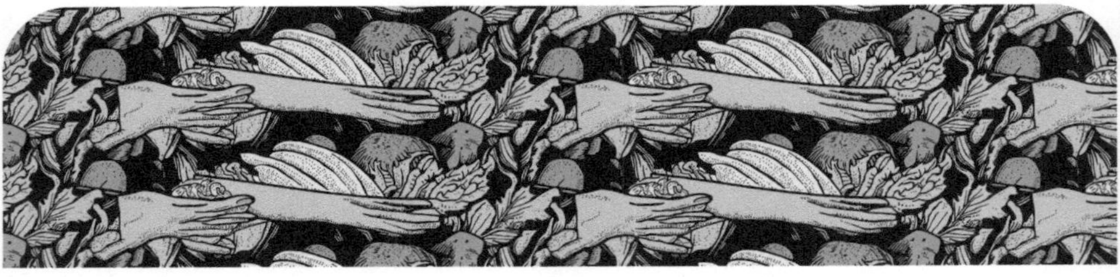

4. Langfristiger Erfolg im Job

Der berufliche Erfolg hängt maßgeblich von unserer täglichen Leistungsfähigkeit und Energie ab. Doch wie lässt sich eine kohlenhydratarme Ernährung dauerhaft in den oft hektischen Arbeitsalltag integrieren? Welche Strategien helfen dabei, die Konzentration über den Tag hinweg aufrechtzuerhalten? Und welche Rolle spielt das kollegiale Umfeld bei der nachhaltigen Umsetzung unserer Ernährungsziele? Die Integration einer Low-Carb-Ernährung in den Berufsalltag erfordert mehr als nur Willenskraft - sie verlangt nach durchdachten Routinen, flexiblen Anpassungsstrategien und einem unterstützenden Umfeld. Wissenschaftliche Erkenntnisse zeigen, dass besonders die Stabilität der Gehirnleistung und das Energiemanagement von einer kohlenhydratreduzierten Ernährung profitieren können. Die folgenden Seiten bieten konkrete Handlungsempfehlungen und praxiserprobte Lösungen, wie Sie Ihre berufliche Leistungsfähigkeit durch eine angepasste Ernährung nachhaltig steigern können - ohne dabei auf Flexibilität und soziale Interaktion verzichten zu müssen.

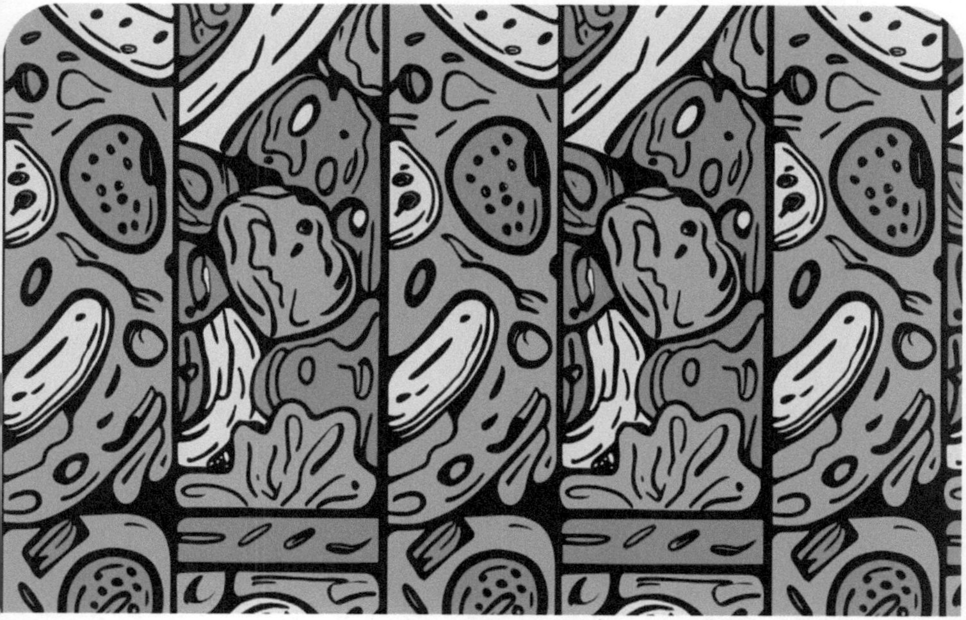

4. 1. Work-Life-Balance

Die Balance zwischen beruflichen Anforderungen und persönlichen Bedürfnissen stellt viele Berufstätige vor große Herausforderungen. Wie lässt sich eine gesunde Low-Carb-Ernährung in einen oft hektischen Arbeitsalltag integrieren? Welche Rolle spielt dabei die Work-Life-Balance und wie können wir sie aktiv gestalten? Die Forschung zeigt, dass eine ausgewogene Work-Life-Balance nicht nur das persönliche Wohlbefinden steigert, sondern auch direkte Auswirkungen auf die berufliche Leistungsfähigkeit hat. Dabei geht es weniger um eine starre Trennung von Arbeit und Privatleben, sondern vielmehr um eine intelligente Integration beider Bereiche. Eine bewusste Gestaltung der Work-Life-Balance kann der Schlüssel zu einer erfolgreichen Low-Carb-Ernährung im Beruf sein. Die folgenden Strategien und praktischen Ansätze zeigen, wie Sie trotz voller Terminkalender Ihre Ernährungsziele erreichen können.

„Eine ausgewogene Work-Life-Balance ist wichtig für die Priorisierung von Selbstfürsorge und emotionalem Wohlbefinden, was langfristig zu besserer Konzentration und höherer Arbeitszufriedenheit führt.“

4. 1. 1. Integration in den Berufsalltag

Die Integration einer gesunden Low-Carb-Ernährung in den Berufsalltag stellt viele Berufstätige vor besondere Herausforderungen. Stress und ein vollgepackter Terminkalender führen häufig zu ungesunden Ernährungsentscheidungen [s91]. Dabei ist gerade eine ausgewogene Ernährung der Schlüssel zu mehr Leistungsfähigkeit und Wohlbefinden am Arbeitsplatz. Um die Low-Carb-Ernährung erfolgreich in den Arbeitsalltag zu integrieren, ist eine sorgfältige Planung unerlässlich. Viele Menschen behandeln ihren Körper im modernen Arbeitsumfeld nicht optimal - langes Sitzen, zu wenig Wasseraufnahme und hastig eingenommene Mahlzeiten sind dabei die häufigsten Probleme [s92]. Ein praktischer Ansatz ist die Vorbereitung von Mahlzeiten am Wochenende ("Meal Prep"). Dabei werden beispielsweise verschiedene Low-Carb-Gerichte vorgekocht und portionsweise eingefroren. So hat man auch an stressigen Arbeitstagen eine gesunde Alternative zur Hand. Die Gestaltung des Arbeitsumfelds spielt ebenfalls eine wichtige Rolle. Richten Sie sich einen kleinen "Gesundheitsbereich" am Arbeitsplatz ein, mit einer Auswahl an Low-Carb-Snacks wie Nüssen, Gemüsesticks oder Proteinriegeln. Ein Wasserspender oder eine große Wasserflasche in Sichtweite erinnert an die regelmäßige Flüssigkeitsaufnahme. Die Einführung von "Bewegungspausen" - kurze Spaziergänge in der Mittagspause oder Dehnübungen zwischen Meetings - unterstützt nicht nur die Verdauung, sondern verbessert auch den Blutfluss zum Gehirn [s92]. Regelmäßige Pausen sind entscheidend für ein erfolgreiches Stressmanagement [s93]. Nutzen Sie diese Zeit bewusst für Ihre Mahlzeiten, anstatt am Schreibtisch zu essen. Ein separater Essbereich oder die Nutzung der Betriebskantine für Low-Carb-Mahlzeiten schafft eine klare Trennung zwischen Arbeit und Ernährung. Dies fördert achtsames Essen und hilft, Stress zu reduzieren [s91]. Die Unterstützung durch das soziale Umfeld ist ein wichtiger Erfolgsfaktor [s94]. Suchen Sie sich Gleichgesinnte am Arbeitsplatz für gemeinsame gesunde Mittagspausen oder tauschen Sie Low-Carb-Rezepte aus. Viele Unternehmen bieten mittlerweile auch Gesundheitsprogramme an - nutzen Sie diese Angebote aktiv. Ein oft unterschätzter Aspekt ist die Work-Life-Balance [s95]. Setzen Sie klare Grenzen zwischen Arbeits- und Freizeit, um Zeit für die Zubereitung gesunder Mahlzeiten und körperliche Aktivität zu haben. Planen Sie Ihre Woche im Voraus, including Einkauf, meal_prep und Bewegungseinheiten. Ein digitaler Kalender oder eine Ernährungs-App kann dabei helfen, den

Überblick zu behalten. Die häufigsten Barrieren für eine erfolgreiche Integration sind unregelmäßige Arbeitszeiten und gesundheitliche Beschwerden [s94]. Entwickeln Sie flexible Strategien, wie beispielsweise einen Vorrat an haltbaren Low-Carb-Alternativen für Schichtarbeit oder lange Arbeitstage. Auch die Kombination aus persönlicher Ernährungsberatung und regelmäßigen Check-ins hat sich als effektiv erwiesen [s94]. Die positiven Auswirkungen einer erfolgreichen Integration von Low-Carb in den Berufsalltag sind vielfältig: weniger Krankheitstage, höhere Produktivität und mehr Arbeitsfreude [s92]. Eine ausgewogene Ernährung unterstützt das Immunsystem und verbessert die Stressresistenz [s91]. Zusätzlich führt regelmäßige körperliche Aktivität zu einer Senkung des Blutdrucks und der Stresshormonspiegel [s91]. Für eine nachhaltige Integration ist es wichtig, realistische Ziele zu setzen und Zeitmanagement-Tools zu nutzen [s93]. Beginnen Sie mit kleinen Änderungen und bauen Sie diese schrittweise aus. Zum Beispiel können Sie zunächst nur das Mittagessen auf Low-Carb umstellen und später weitere Mahlzeiten anpassen. Die Priorisierung von Selbstfürsorge und emotionalem Wohlbefinden führt langfristig zu besserer Konzentration und höherer Arbeitszufriedenheit [s93].

Glossar

Check-in

Regelmäßige Überprüfungsgespräche zur Evaluation von Fortschritten und Anpassung von Strategien. Stammt ursprünglich aus dem agilen Projektmanagement.

Work-Life-Balance

Ein Konzept zur ausgewogenen Gestaltung zwischen Berufs- und Privatleben, das auf vier Säulen basiert: Arbeit, Familie, Gesundheit und Spiritualität. Zielt auf langfristige Lebensqualität und Vermeidung von Burnout ab.

4. 1. 2. Vereinbarkeit mit Terminen

Die Vereinbarkeit einer Low-Carb-Ernährung mit einem vollen Terminkalender erfordert durchdachte Strategien und flexible Lösungen. Dabei geht es nicht um eine starre 50:50-Aufteilung zwischen Beruf und Privatleben, sondern um eine intelligente Integration beider Bereiche [s96]. Ein systematischer Ansatz hilft dabei, trotz dichter Terminpläne gesunde Ernährungsgewohnheiten zu etablieren. Feste Routinen und Regeln rund ums Essen bilden das Fundament für eine erfolgreiche Vereinbarkeit. Etablieren Sie beispielsweise feste Essenszeiten und den Grundsatz, Mahlzeiten nur am Tisch einzunehmen [s97]. Dies verhindert achtloses Snacken zwischen Terminen und fördert eine bewusste Nahrungsaufnahme. Ein praktisches Beispiel: Legen Sie Ihre Mittagspause fest zwischen 12:30 und 13:15 Uhr und kommunizieren Sie diese Zeit klar im Team als nicht verhandelbare "Ernährungszeit". Die Nutzung moderner Technologien kann die Organisation erheblich erleichtern. Digitale Ernährungstagebücher und Apps zur automatisierten Nahrungsanalyse helfen dabei, den Überblick über die eigenen Essgewohnheiten zu behalten [s98]. Praktisch ist auch die Funktion wiederverwendbarer Essenspläne - erstellen Sie beispielsweise verschiedene "Termin-Tages-Pläne" für unterschiedliche Arbeitsszenarien: einen für Tage mit vielen Meetings, einen für Außentermine und einen für reguläre Bürotage. Ein wichtiger Aspekt ist die vorausschauende Planung der Prioritäten. Nutzen Sie Zeitmanagement-Tools, um Ihre Woche zu strukturieren und planen Sie essenzielle Aktivitäten wie Mahlzeiten, Schlaf und Arbeit zuerst ein [s99]. Ein konkretes Beispiel: Reservieren Sie sonntags eine Stunde für die Wochenplanung, erstellen Sie automatisierte Einkaufslisten [s98] und bereiten Sie Low-Carb-Mahlzeiten vor, die sich gut transportieren und auch zwischen Terminen verzehren lassen. Viele Arbeitgeber bieten mittlerweile umfassende Programme zur Unterstützung der Work-Life-Balance an [s100]. Diese können von Gesundheitsprogrammen bis hin zu praktischer Unterstützung wie Kinderbetreuung reichen [s101]. Nutzen Sie diese Angebote aktiv - beispielsweise durch die Teilnahme an betrieblichen Gesundheitsprogrammen oder die Inanspruchnahme flexibler Arbeitszeiten, um Mahlzeiten besser in den Tagesablauf integrieren zu können. Die Realität zeigt, dass manchmal eine Seite - sei es Arbeit oder Privatleben - temporär mehr Aufmerksamkeit benötigt [s96]. Entwickeln Sie daher flexible Strategien für verschiedene Szenarien. Ein Beispiel: Halten Sie für intensive Arbeitsphasen gesunde Low-Carb-Notfallrationen bereit, wie portionierte Nüsse, hartgekochte Eier oder vorbereitete Protein-Shakes. Für eine nachhaltige Integration ist es wichtig, regelmäßig die eigenen Strategien zu überprüfen und anzupassen. Nutzen Sie Zeitmanagement-Rechner [s99], um zu analysieren, wo Optimierungspotenzial besteht. Vielleicht lassen sich Termine bündeln, um längere zusammenhängende Zeitfenster für Mahlzeiten zu schaffen, oder Sie können Ihre Meetingzeiten so legen, dass sie nicht mit den Hauptmahlzeiten kollidieren. Die Kommunikation im beruflichen Umfeld spielt eine zentrale Rolle. Machen Sie Ihre Ernährungspräferenzen transparent und suchen Sie nach kreativen Lösungen für gemeinsame Geschäftsessen oder Teamevents. Ein praktischer Tipp: Schlagen Sie bei der Planung von Geschäftsessen Restaurants vor, die Low-Carb-Optionen anbieten, oder regen Sie "Walking Meetings" an, die Bewegung und Gespräche verbinden. Durch die konsequente Anwendung dieser Strategien und die Nutzung verfügbarer Unterstützungsangebote lässt sich eine Low-Carb-Ernährung auch in einen vollen Terminkalender integrieren. Der Schlüssel liegt in der individuellen Anpassung der Maßnahmen an die eigenen Bedürfnisse und Arbeitsrealitäten.

4. 1. 3. Flexible Anpassungsstrategien

Flexible Anpassungsstrategien sind der Schlüssel zum langfristigen Erfolg einer Low-Carb-Ernährung im Berufsalltag. Die Fähigkeit, sich an unterschiedliche Situationen anzupassen und dabei die eigenen Ernährungsziele nicht aus den Augen zu verlieren, ist entscheidend für eine nachhaltige Integration [s102]. Ein wichtiger Aspekt ist die Anpassung des Essfensters an den individuellen Tagesrhythmus. Statt starrer Essenszeiten kann die Länge des Essfensters flexibel gestaltet werden - beispielsweise durch ein größeres Zeitfenster an arbeitsintensiven Tagen und ein kürzeres an ruhigeren Tagen [s102]. Ein praktischer Ansatz ist die 20-30-Minuten-Regel nach Mahlzeiten, die hilft, Überessen zu vermeiden und bessere Entscheidungen bezüglich der Nahrungsaufnahme zu treffen. Die Entwicklung von Mikro-Zielen hat sich als besonders effektiv erwiesen [s103]. Statt sich von einem großen Gesamtziel überwältigt zu fühlen, können kleine, spezifische Teilziele definiert werden. Ein Beispiel: Statt "Ich möchte komplett auf Low-Carb umstellen" könnte ein Mikroziel lauten "Diese Woche ersetze ich meine Nachmittagssnacks durch Low-Carb-Alternativen". Die morgendliche Routine spielt eine zentrale Rolle bei der Etablierung flexibler Anpassungsstrategien [s104]. Ein ketosefreundlicher Start in den Tag kann dabei helfen, auch bei unvermeidbaren Abweichungen - etwa bei Geschäftsessen - im Low-Carb-Modus zu bleiben. Praktische Umsetzung: Bereiten Sie am Vorabend ein proteinreiches Frühstück vor, das Sie auch unterwegs essen können.

Mahlzeitvorbereitungsdienste bieten eine praktische Lösung für flexible Anpassung [s105]. Je nach Situation und Bedarf können verschiedene Optionen gewählt werden:
- Vollständig vorbereitete Low-Carb-Mahlzeiten für besonders stressige Phasen
- Kochboxen für Wochen mit mehr Zeit zum Kochen
- DIY-Planungstools für strukturierte Wochen

Die zunehmende Verbreitung von Remote-Arbeit eröffnet neue Möglichkeiten für flexible Anpassungsstrategien [s106]. Ein dedizierter Arbeitsplatz zu Hause kann mit einer kleinen Low-Carb-Vorratskammer ausgestattet werden. Die eingesparte Pendelzeit lässt sich für Mahlzeitenvorbereitung nutzen. Wichtig dabei: Etablieren Sie klare Grenzen zwischen Arbeits- und Essenszeiten, auch im Home-Office. Flexibilität bedeutet auch, die eigenen Karriereziele regelmäßig zu evaluieren und mit den Ernährungszielen in Einklang zu bringen [s107]. Ein praktischer Ansatz ist das Führen eines kombinierten Erfolgs-Journals, in dem sowohl berufliche als auch ernährungsbezogene Fortschritte dokumentiert werden. Feiern Sie dabei auch kleine Erfolge - wie eine Woche konsequente Einhaltung der Low-Carb-Ernährung trotz wichtiger Projektdeadlines. Für die praktische Umsetzung flexibler Anpassungsstrategien empfiehlt sich ein dreistufiger Ansatz: 1. Situationsanalyse: Identifizieren Sie typische Herausforderungen in Ihrem Berufsalltag 2. Strategieentwicklung: Entwickeln Sie für jede Situation mindestens zwei alternative Handlungsoptionen 3. Regelmäßige Evaluation: Überprüfen Sie alle zwei Wochen, welche Strategien funktionieren und wo Anpassungsbedarf besteht Die Dokumentation von Erfolgen und Herausforderungen spielt eine wichtige Rolle [s106]. Nutzen Sie digitale Tools oder ein analoges Tagebuch, um Ihre Erfahrungen festzuhalten. Dies hilft nicht nur bei der Optimierung Ihrer Strategien, sondern macht auch Fortschritte sichtbar und motiviert zum Weitermachen. Ein oft unterschätzter Aspekt ist die proaktive Kommunikation der eigenen Bedürfnisse [s107]. Sprechen Sie mit Ihrem Arbeitgeber über flexible Arbeitszeiten, die eine bessere Integration der Low-Carb-Ernährung ermöglichen. Viele Unternehmen sind heute offener für solche Gespräche, da sie den Zusammenhang zwischen Mitarbeitergesundheit und Produktivität erkennen.

Glossar

Home-Office

Arbeitsplatz in der eigenen Wohnung, der als Alternative zum Büro genutzt wird und besondere Anforderungen an Selbstorganisation stellt

Remote-Arbeit

Arbeitsmodell, bei dem Mitarbeiter von einem beliebigen Ort aus arbeiten können, meist von zu Hause aus über digitale Verbindungen zum Unternehmen

Zusammenfassung - 4. 1. Work-Life-Balance

- Die Integration einer Low-Carb-Ernährung in den Berufsalltag erfordert eine sorgfältige Planung und systematische Herangehensweise.
- Studien zeigen, dass langes Sitzen, mangelnde Wasseraufnahme und hastig eingenommene Mahlzeiten die häufigsten Probleme im modernen Arbeitsumfeld darstellen.
- Die Einführung von "Bewegungspausen" verbessert nachweislich den Blutfluss zum Gehirn und unterstützt die Verdauung.
- Unrealistische Arbeitszeiten und gesundheitliche Beschwerden sind die Hauptbarrieren für eine erfolgreiche Integration von Low-Carb in den Berufsalltag.
- Die Kombination aus persönlicher Ernährungsberatung und regelmäßigen Check-ins hat sich als besonders effektiv erwiesen.
- Eine erfolgreiche Integration von Low-Carb führt zu messbaren Verbesserungen: weniger Krankheitstage, höhere Produktivität und verbesserte Stressresistenz.
- Die 20-30-Minuten-Regel nach Mahlzeiten verhindert nachweislich Überessen und verbessert Ernährungsentscheidungen.
- Die eingesparte Pendelzeit durch Remote-Arbeit kann effektiv für Mahlzeitenvorbereitung genutzt werden.
- Digitale Ernährungstagebücher und Apps zur automatisierten Nahrungsanalyse optimieren die Organisation der Ernährungsgewohnheiten.
- Die proaktive Kommunikation der eigenen Ernährungsbedürfnisse am Arbeitsplatz führt zu besserer Unterstützung durch Arbeitgeber.

4. 2. Berufliche Performance

Die berufliche Performance steht heute mehr denn je im Fokus - doch welche Rolle spielt dabei unsere Ernährung? Während traditionelle Ernährungsempfehlungen oft auf kohlenhydratreiche Mahlzeiten setzen, zeigen neuere wissenschaftliche Erkenntnisse interessante Zusammenhänge zwischen kohlenhydratarmer Ernährung und kognitiver Leistungsfähigkeit auf. Wie können wir unsere Ernährung so gestalten, dass sie unsere berufliche Leistung optimal unterstützt? Welche Mechanismen stehen hinter dem gefürchteten Nachmittagstief und wie lässt es sich vermeiden? Was passiert in unserem Gehirn, wenn wir die Energieversorgung von Glukose auf Ketone umstellen? Die Antworten auf diese Fragen können weitreichende Auswirkungen auf unseren beruflichen Erfolg haben. Aktuelle Forschungsergebnisse eröffnen neue Perspektiven, wie eine angepasste Ernährungsstrategie zu verbesserter Konzentration, stabileren Energieleveln und höherer Produktivität beitragen kann.

> *„Ketone können als alternative Energiequelle fürs Gehirn dienen und sorgen für stabilere Konzentrationslevel über den Tag hinweg als Glukose.“*

4. 2. 1. Konzentration und Leistungsfähigkeit

Die Konzentration und Leistungsfähigkeit im Beruf hängt stark mit unserer Ernährung zusammen. Besonders interessant sind dabei die Auswirkungen einer kohlenhydratarmen Ernährung auf unsere kognitive Performance. Wissenschaftliche Erkenntnisse zeigen, dass unser Gehirn nicht ausschließlich auf Glukose als Energiequelle angewiesen ist, sondern auch effizient mit Ketonkörpern arbeiten kann [s108]. Ein faszinierender Aspekt ist die Stabilität unserer Gehirnnetzwerke, die durch den Wechsel von Glukose zu Ketonen als Energiequelle deutlich verbessert werden kann [s109]. Dies ist besonders relevant, da erste Anzeichen der Gehirnalterung bereits in den späten 40ern auftreten können - früher als viele Menschen vermuten. Stellen Sie sich vor, Sie sitzen in einem wichtigen Meeting und merken, wie Ihre Konzentration nach dem kohlenhydratreichen Mittagessen rapide abnimmt. Dies ist ein typisches Beispiel für den "Nachmittagstief-Effekt", der durch Blutzuckerschwankungen verursacht wird. Die ketogene Ernährung bietet hier einen interessanten Ansatz: Durch die Umstellung auf Ketonkörper als primäre Energiequelle kann eine stabilere Energieversorgung des Gehirns erreicht werden [s108]. Dies äußert sich in der Praxis durch eine gleichmäßigere Konzentrationsfähigkeit über den Tag hinweg. Ein Projektmanager berichtete beispielsweise, dass er seit der Umstellung auf Low Carb auch in späten Nachmittagsmeetings deutlich präsenter und leistungsfähiger ist. Allerdings ist es wichtig zu differenzieren: Bei intensiver körperlicher Aktivität kann ein Mangel an Kohlenhydraten zu Müdigkeit führen [s110]. Für Berufstätige mit überwiegend sitzender Tätigkeit und geringer bis moderater körperlicher Aktivität spielt dieser Aspekt jedoch eine untergeordnete Rolle. Ein praktischer Tipp für den Büroalltag: Beginnen Sie mit einer schrittweisen Reduzierung der Kohlenhydrate, besonders beim Mittagessen, um extreme Blutzuckerschwankungen zu vermeiden. Die Forschung zeigt zudem, dass eine kohlenhydratarme Ernährung neurobiologische Alterungsprozesse positiv beeinflussen kann [s109]. Für Berufstätige bedeutet dies konkret: Die Investition in eine bewusste Ernährungsumstellung heute kann sich langfristig in Form besserer kognitiver Leistungsfähigkeit auszahlen. Ein praktischer Ansatz ist es, zunächst an zwei Arbeitstagen pro Woche konsequent kohlenhydratarm zu essen und die Auswirkungen auf Ihre Konzentration zu dokumentieren. Ein weiterer wichtiger Aspekt ist die

Regulation des Hungergefühls: Ketone können appetithemmende Hormone beeinflussen [s111], was besonders im stressigen Berufsalltag von Vorteil ist. Weniger Heißhungerattacken bedeuten weniger Ablenkung und bessere Fokussierung auf die eigentlichen Aufgaben. Eine Führungskraft berichtete, dass sie seit der Umstellung auf Low Carb deutlich weniger Zeit mit Snacking verbringt und produktiver arbeiten kann. Die verbesserte Insulinempfindlichkeit durch eine ketogene Ernährung [s108] trägt ebenfalls zur beruflichen Leistungsfähigkeit bei. Stabile Blutzuckerwerte bedeuten gleichmäßigere Energielevel und weniger Konzentrationsschwankungen. Ein praktischer Tipp für den Berufsalltag: Bereiten Sie sich kohlenhydratarme Snacks wie Nüsse oder Gemüsesticks vor, um Heißhungerattacken vorzubeugen. Wichtig ist auch der Hinweis, dass ein zu niedriger Körperfettanteil kontraproduktiv sein kann [s110]. Er kann zu chronischer Müdigkeit und verschlechterter psychischer Gesundheit führen. Für Berufstätige ist daher ein ausgewogener Ansatz wichtig: Nicht das extreme Kaloriendefizit sollte im Vordergrund stehen, sondern eine nachhaltige Ernährungsumstellung mit Fokus auf stabile Energie- und Konzentrationslevel. Die Verwendung von Ketonen als Brennstoff kann die Energieverfügbarkeit im Gehirn erhöhen und die neuronale Kommunikation stabilisieren [s109]. In der Praxis bedeutet dies: Bessere Merkfähigkeit, schnellere Entscheidungsfindung und effektiveres Arbeiten. Ein IT-Spezialist beschrieb, dass komplexe Programmieraufgaben ihm leichter von der Hand gehen, seit er seine Ernährung umgestellt hat.

Glossar

Insulinempfindlichkeit
Beschreibt, wie gut Körperzellen auf das Hormon Insulin reagieren, um Glukose aus dem Blut aufzunehmen.

ketogen
Eine Ernährungsform, bei der durch sehr geringe Kohlenhydratzufuhr und hohe Fettzufuhr die Bildung von Ketonkörpern angeregt wird.

Ketonkörper
Moleküle, die in der Leber aus Fettsäuren hergestellt werden, wenn dem Körper wenig Kohlenhydrate zur Verfügung stehen. Sie dienen als alternative Energiequelle für viele Organe.

neurobiologisch
Bezieht sich auf die biologischen Vorgänge im Nervensystem und deren Auswirkungen auf Verhalten und Körperfunktionen.

4. 2. 2. Energiemanagement ohne Kohlenhydrate

Ein effektives Energiemanagement ohne Kohlenhydrate erfordert ein grundlegendes Verständnis der körpereigenen Stoffwechselprozesse und deren geschickte Nutzung im Berufsalltag. Die Umstellung auf eine fettbasierte Energiegewinnung ist dabei ein komplexer, aber lohnender Prozess, der besonders für Berufstätige interessante Vorteile bietet. Die Fähigkeit des Körpers, Fette als primäre Energiequelle zu nutzen, entwickelt sich durch konsequentes Training der Stoffwechselflexibilität [s112]. Ein praktisches Beispiel hierfür ist das morgendliche Training vor dem Frühstück: Führungskräfte, die ihre Joggingrunde oder ihr Krafttraining im nüchternen Zustand absolvieren, trainieren damit gezielt ihre Fettverbrennungskapazität. Die vergrößerten Mitochondrien und die verbesserte maximale Sauerstoffaufnahme wirken sich direkt auf die Leistungsfähigkeit im Berufsalltag aus. Um den Übergang zur fettbasierten Energieversorgung optimal zu gestalten, empfiehlt sich eine strategische Herangehensweise. Beginnen Sie beispielsweise damit, Ihre Mittagspause neu zu strukturieren: Ein proteinreiches, kohlenhydratarmes Mittagessen, gefolgt von einem kurzen Spaziergang, kann die Wachsamkeit am Nachmittag deutlich steigern [s113]. Ein Vertriebsleiter berichtete, dass er seit der Umstellung seiner Mittagsroutine keine Probleme mehr mit dem gefürchteten Nachmittagstief hat. Die Optimierung des Energiemanagements ohne Kohlenhydrate geht Hand in Hand mit der Beachtung des persönlichen zirkadianen Rhythmus [s113]. Planen Sie anspruchsvolle Aufgaben in Ihren biologischen Hochphasen ein und nutzen Sie die natürlichen Energiespitzen. Eine Projektmanagerin strukturierte beispielsweise ihre wichtigsten Strategiemeetings auf den frühen Vormittag um, nachdem sie ihren persönlichen Leistungshöhepunkt identifiziert hatte. Besonders wichtig ist die ausreichende Proteinversorgung, um einem möglichen Muskelabbau vorzubeugen [s112]. Praktisch bedeutet dies, bei jeder Mahlzeit eine hochwertige Proteinquelle einzuplanen. Ein Consultant integrierte beispielsweise Proteinshakes als praktische Zwischenmahlzeit in seinen eng getakteten Terminkalender. Die Regeneration spielt beim kohlenhydratarmen Energiemanagement eine zentrale Rolle. Nach intensiven Arbeitsphasen oder sportlichen Aktivitäten sollte der Körper gezielt unterstützt werden [s112]. Ein pragmatischer Ansatz ist es, an besonders fordernden Tagen eine moderate Menge Kohlenhydrate am Abend zu konsumieren, um die

Erholung zu optimieren. Ein weiterer wichtiger Aspekt ist die Anpassung der Ernährungsstrategie an den individuellen Arbeitsrhythmus. Berufstätige im Schichtdienst profitieren beispielsweise von einer flexiblen Mahlzeitenplanung, die sich an ihren Wachphasen orientiert. Eine Krankenschwester entwickelte ein System aus vorbereiteten kohlenhydratarmen Mahlzeiten, die sie optimal durch ihre Nachtschichten bringen. Die Integration von Bewegung in den Arbeitsalltag unterstützt die metabolische Flexibilität zusätzlich. Kurze Bewegungseinheiten, wie Treppenlaufen statt Aufzugfahren oder Stehpausen am Schreibtisch, können die Fettverbrennung aktivieren und die Energieversorgung optimieren. Ein Softwareentwickler richtete sich beispielsweise einen Steharbeitsplatz ein und berichtet von deutlich stabileren Energieleveln über den Tag. Die Kunst des erfolgreichen Energiemanagements ohne Kohlenhydrate liegt in der individuellen Anpassung und kontinuierlichen Optimierung. Führen Sie ein Energietagebuch, in dem Sie Ihre Leistungskurve, Ernährung und das subjektive Wohlbefinden dokumentieren. Diese Selbstbeobachtung ermöglicht es, die persönliche Strategie stetig zu verfeinern und optimal auf die beruflichen Anforderungen abzustimmen.

4. 2. 3. Müdigkeitsprävention

Die Prävention von Müdigkeit ist ein zentraler Aspekt für die berufliche Leistungsfähigkeit, besonders im Kontext einer kohlenhydratarmen Ernährung. Studien zeigen, dass Müdigkeit die Wirtschaft jährlich bis zu 40 Milliarden Pfund durch Produktivitätsverluste kostet [s114]. Dies verdeutlicht die enorme Bedeutung eines effektiven Müdigkeitsmanagements. Ein wichtiger, oft übersehener Aspekt bei kohlenhydratarmer Ernährung ist der Elektrolythaushalt. Bei der Umstellung auf Low Carb kann es zu einem verstärkten Verlust von Elektrolyten kommen, was Müdigkeit und Leistungseinbußen zur Folge haben kann [s115]. Ein Vertriebsmitarbeiter berichtete beispielsweise von deutlich verbesserter Konzentration, nachdem er begann, gezielt auf seine Elektrolytzufuhr zu achten - insbesondere durch die Integration von Gemüsebrühe und mineralreichem Wasser in seinen Tagesablauf. Die mentale Ermüdung, oft als "Gehirnnebel" beschrieben, kann sich besonders in kognitiv anspruchsvollen Berufen bemerkbar machen [s116]. Eine Strategieberaterin entwickelte daher ein effektives "Cognitive Breaking System": Nach 90-minütigen Konzentrationsphasen legt sie bewusste 10-minütige Pausen ein, in denen sie Atemübungen praktiziert und kurze Bewegungseinheiten einbaut. Unregelmäßige Arbeitszeiten und extreme Temperaturen sind weitere bedeutende Risikofaktoren für Müdigkeit [s117]. Besonders kritisch ist die Phase zwischen 3 Uhr morgens und Sonnenaufgang. Für Schichtarbeiter empfiehlt sich daher eine spezielle Anpassung der Low-Carb-Ernährung: Eine IT-Supporterin plant beispielsweise ihre proteinreichen Mahlzeiten gezielt vor den Nachtschichten und vermeidet schwere Mahlzeiten während der kritischen Morgenstunden.

Ein umfassendes Müdigkeitsmanagementsystem sollte verschiedene Komponenten enthalten [s118]. Dazu gehören:
- Eine klare Müdigkeitsmanagementpolitik
- Regelmäßige Risikoanalysen
- Ein Meldesystem für Müdigkeitssymptome
- Gezielte Mitarbeiterschulungen

Die Integration von Stressmanagement-Techniken spielt eine wichtige Rolle [s114]. Eine Projektleiterin führte in ihrem Team erfolgreich kurze

Meditationspausen ein, die nicht nur die Müdigkeit reduzierten, sondern auch die Teamkommunikation verbesserten. Besonders wichtig ist die Entwicklung eines persönlichen "Abschalt-Rituals" nach der Arbeit [s116]. Ein Softwareentwickler etablierte beispielsweise eine 20-minütige Routine mit Stretching-Übungen und Atemtechniken, die ihm hilft, den Arbeitsmodus zu verlassen und die Regeneration einzuleiten.

Die Optimierung der Schlafumgebung ist ein weiterer kritischer Faktor [s116]. Praktische Maßnahmen umfassen:
- Einrichtung eines kühlen, dunklen und ruhigen Schlafzimmers
- Etablierung einer konsistenten Schlafroutine
- Vermeidung von elektronischen Geräten vor dem Schlafengehen

Ein häufiger Fehler ist der übermäßige Konsum von Koffein als Gegenmaßnahme bei Müdigkeit [s114]. Stattdessen empfiehlt sich eine strategische Herangehensweise: Eine Marketingmanagerin reduzierte ihren Kaffeekonsum auf zwei Tassen am Vormittag und ersetzte weitere Koffeinquellen durch kurze Bewegungseinheiten, was zu stabileren Energieleveln führte. Die Kombination aus kohlenhydratarmer Ernährung und gezieltem Müdigkeitsmanagement kann die berufliche Leistungsfähigkeit signifikant steigern. Ein systematischer Ansatz, der Elektrolytbalance, Stressmanagement, Schlafhygiene und regelmäßige Bewegung berücksichtigt, bildet dabei die Grundlage für nachhaltige Energie und Produktivität im Berufsalltag.

Glossar

Cognitive Breaking System
Eine systematische Methode zur mentalen Erholung, die auf wissenschaftlichen Erkenntnissen zur optimalen Arbeits- und Pausenrhythmik basiert

Elektrolythaushalt
Das Gleichgewicht von Mineralstoffen wie Natrium, Kalium und Magnesium im Körper, die für die Nerven- und Muskelfunktion essentiell sind

Müdigkeitsmanagementsystem
Ein strukturierter Ansatz zur Überwachung und Steuerung von Ermüdungserscheinungen, der präventive und reaktive Maßnahmen kombiniert

Schlafhygiene
Verhaltensweisen und Umgebungsfaktoren, die einen gesunden Schlaf fördern, wie regelmäßige Schlafenszeiten und optimale Schlafbedingungen

Zusammenfassung - 4. 2. Berufliche Performance

- Ketonkörper können als effiziente Alternative zu Glukose als Energiequelle für das Gehirn dienen.
- Erste Anzeichen der Gehirnalterung treten bereits in den späten 40ern auf.
- Die ketogene Ernährung kann neurobiologische Alterungsprozesse positiv beeinflussen.
- Ketone beeinflussen appetithemmende Hormone und reduzieren Heißhungerattacken.
- Ein zu niedriger Körperfettanteil kann zu chronischer Müdigkeit und verschlechterter psychischer Gesundheit führen.
- Vergrößerte Mitochondrien und verbesserte Sauerstoffaufnahme steigern die berufliche Leistungsfähigkeit.
- Die Optimierung des Energiemanagements sollte sich am persönlichen zirkadianen Rhythmus orientieren.
- Müdigkeit kostet die Wirtschaft jährlich bis zu 40 Milliarden Pfund durch Produktivitätsverluste.
- Bei Low-Carb-Ernährung kann es zu verstärktem Elektrolytverlust kommen.
- Die Phase zwischen 3 Uhr morgens und Sonnenaufgang ist besonders kritisch für Müdigkeit.
- Ein systematisches Müdigkeitsmanagementsystem sollte Risikoanalysen und ein Meldesystem für Müdigkeitssymptome enthalten.

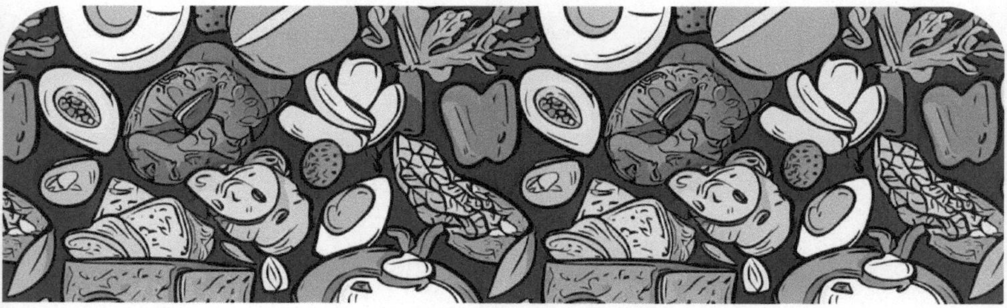

4. 3. Nachhaltige Implementation

Wie gelingt es, eine Ernährungsumstellung nicht nur zu beginnen, sondern dauerhaft in den Arbeitsalltag zu integrieren? Welche Faktoren unterscheiden erfolgreiche von gescheiterten Versuchen der Ernährungsumstellung? Die nachhaltige Implementation einer Low-Carb-Ernährung im Berufsleben erfordert mehr als nur Willenskraft und gute Vorsätze. Sie basiert auf systematischen Strategien, die Gewohnheiten, soziales Umfeld und psychologische Faktoren berücksichtigen. Studien zeigen, dass etwa 80% aller Ernährungsumstellungen innerhalb des ersten Jahres scheitern - meist nicht an mangelndem Wissen, sondern an der praktischen Umsetzung im Alltag. Wie lässt sich also eine kohlenhydratreduzierte Ernährung so in den Berufsalltag integrieren, dass sie zur Selbstverständlichkeit wird? Welche Rolle spielen dabei Routinen, kollegiale Unterstützung und innere Motivation? Die folgenden Abschnitte bieten evidenzbasierte Strategien und praktische Werkzeuge, mit denen Sie Ihre Low-Carb-Ernährung zu einem nachhaltigen Teil Ihres beruflichen Lebens machen können.

„Feste Gewohnheiten und Strukturen tragen maßgeblich zum Erreichen von Ernährungszielen bei.“

4. 3. 1. Routinen entwickeln

Die Entwicklung nachhaltiger Routinen ist ein Schlüsselelement für den langfristigen Erfolg einer Low-Carb-Ernährung, besonders im hektischen Berufsalltag. Wissenschaftliche Erkenntnisse zeigen, dass feste Gewohnheiten und Strukturen maßgeblich zum Erreichen von Ernährungszielen beitragen [s119]. Ein wesentlicher Aspekt erfolgreicher Routineentwicklung ist die vorausschauende Planung. Beginnen Sie damit, Ihre Mahlzeiten und Snacks für die Arbeitswoche im Voraus zu planen [s120]. Dies könnte konkret so aussehen: Sonntags erstellen Sie einen Wochenplan, kaufen entsprechend ein und bereiten größere Portionen vor, die Sie portionsweise einfrieren können. Praktisch ist beispielsweise, am Sonntagabend bereits das Mittagessen für Montag und Dienstag vorzubereiten. Die Etablierung fester Essenszeiten spielt eine zentrale Rolle. Regelmäßige Mahlzeiten helfen dabei, unüberlegte Entscheidungen aus Heißhunger zu vermeiden [s121]. Ein bewährtes Modell für Berufstätige ist beispielsweise: Frühstück um 7:00 Uhr vor der Arbeit, ein geplanter Snack um 10:30 Uhr, Mittagessen um 13:00 Uhr und Abendessen um 18:30 Uhr. Diese Zeiten sollten Sie an Ihren individuellen Tagesablauf anpassen. Portionskontrolle ist ein weiterer wichtiger Baustein. Verwenden Sie kleinere Teller und Schüsseln, um automatisch kleinere Portionen zu sich zu nehmen [s121]. Ein praktischer Tipp ist die Vorbereitung von Snackportionen in kleinen Behältern oder Zip-Beuteln, die Sie zur Arbeit mitnehmen können. Beispielsweise können Sie am Sonntagabend fünf kleine Behälter mit jeweils einer Handvoll Nüsse und einigen Gemüsesticks für die Arbeitswoche vorbereiten. Die Integration von achtsamem Essen in den Alltag ist essenziell [s120]. Schaffen Sie sich eine störungsfreie Essensumgebung, indem Sie beispielsweise nicht am Schreibtisch essen, sondern sich in die Pause begeben. Ein praktischer Ansatz ist die "20-Minuten-Regel": Nehmen Sie sich mindestens 20 Minuten Zeit für jede Hauptmahlzeit und kauen Sie jeden Bissen gründlich. Unterstützung durch das soziale Umfeld kann die Routineentwicklung erheblich erleichtern [s119]. Sprechen Sie mit Ihrer Familie über Ihre Ernährungsziele und bitten Sie um Verständnis und Unterstützung. Suchen Sie sich gleichgesinnte Kollegen für gemeinsame Mittagspausen oder gründen Sie eine kleine Gruppe zum Erfahrungsaustausch. Tracking und Dokumentation sind wichtige Werkzeuge zur Routineentwicklung [s119]. Führen Sie ein einfaches Ernährungstagebuch, beispielsweise in einer App oder einem kleinen Notizbuch. Notieren Sie nicht nur was Sie essen, sondern auch wie Sie sich dabei fühlen. Dies hilft, Muster zu erkennen und die Routine entsprechend anzupassen. Die Umgebungsgestaltung spielt eine wichtige Rolle [s119]. Entfernen Sie verführerische kohlenhydratreiche Snacks aus Ihrem Sichtfeld und ersetzen Sie diese durch Low-Carb-Alternativen. Praktisch umgesetzt bedeutet dies: Richten Sie sich eine "Gesunde-Snack-Schublade" am Arbeitsplatz ein und halten Sie Ihren Kühlschrank zu Hause mit vorbereiteten Low-Carb-Mahlzeiten gefüllt. Belohnungssysteme können die Motivation aufrechterhalten [s119]. Setzen Sie sich Wochen- oder Monatsziele und belohnen Sie sich für das Einhalten Ihrer Routinen – nicht mit Essen, sondern beispielsweise mit einem Spa-Besuch oder neuer Sportausrüstung. Flexibilität und Geduld sind wichtige Aspekte der Routineentwicklung. Neue Gewohnheiten brauchen Zeit zum Entstehen, und Rückschläge sind normal [s119]. Entwickeln Sie einen "Plan B" für verschiedene Situationen: Was tun Sie bei spontanen Geschäftsessen? Welche Low-Carb-Optionen gibt es in der Kantine? Wie gehen Sie mit Geburtstagsfeiern im Büro um? Die Integration von Bewegung in den Alltag vervollständigt die Routine [s120]. Bauen Sie kleine Aktivitätseinheiten in Ihren Tag ein, wie Treppenlaufen statt Aufzugfahren oder ein kurzer Spaziergang in der Mittagspause. Ein konkreter Ansatz wäre, täglich 10.000 Schritte als Ziel zu setzen und diese mit einem Schrittzähler zu tracken.

4. 3. 2. Kollegiales Umfeld einbinden

Das kollegiale Umfeld spielt eine zentrale Rolle bei der erfolgreichen Umsetzung einer Low-Carb-Ernährung im Berufsalltag. Die systematische Einbindung von Kollegen und die Gestaltung eines unterstützenden Arbeitsumfelds können maßgeblich zum Erfolg beitragen [s122]. Eine effektive Strategie ist die Bildung von "Ernährungspartnerschaften" am Arbeitsplatz. Suchen Sie sich einen oder mehrere Kollegen, die ähnliche Ernährungsziele verfolgen oder offen für eine gesündere Ernährung sind. Konkret könnte dies bedeuten, dass Sie sich mit Ihrem "Ernährungsbuddy" zum gemeinsamen Mittagessen verabreden und sich gegenseitig bei der Auswahl geeigneter Mahlzeiten unterstützen. Diese soziale Unterstützung erhöht nachweislich die Erfolgsaussichten bei Ernährungsumstellungen [s123]. Die offene Kommunikation über die eigenen Ernährungsziele im beruflichen Umfeld ist dabei von großer Bedeutung. Informieren Sie Ihre direkten Kollegen sachlich über Ihre Ernährungsweise, ohne missionarisch zu wirken. Ein praktischer Ansatz wäre beispielsweise, beim nächsten Teammeeting kurz zu erwähnen, dass Sie aus gesundheitlichen Gründen auf eine kohlenhydratreduzierte Ernährung achten. Dies schafft Verständnis und vermeidet unangenehme Situationen bei gemeinsamen Mahlzeiten oder Bürofeiern [s122]. Die Gestaltung eines unterstützenden Arbeitsumfelds kann durch verschiedene Maßnahmen erfolgen. Initiieren Sie beispielsweise eine "Gesunde Snack-Ecke" in der Büroküche, wo Kollegen ihre gesunden Snacks teilen können. Organisieren Sie "mealprep-Gruppen", bei denen sich Kollegen zum gemeinsamen Vorkochen für die Arbeitswoche treffen. Dies fördert nicht nur den sozialen Zusammenhalt, sondern macht die Vorbereitung auch effizienter und motivierender [s123]. Ein wichtiger Aspekt ist die Integration in bestehende soziale Rituale am Arbeitsplatz. Statt sich von gemeinsamen Aktivitäten zurückzuziehen, können Sie proaktiv Low-Carb-freundliche Alternativen vorschlagen. Bei Geburtstagsfeiern könnten Sie beispielsweise einen kohlenhydratarmen Kuchen mitbringen oder bei Teamevents ein Restaurant vorschlagen, das entsprechende Optionen anbietet [s122]. Die Etablierung von "Gesundheitszirkeln" am Arbeitsplatz kann eine nachhaltige Unterstützungsstruktur schaffen. Initiieren Sie regelmäßige Treffen, bei denen sich interessierte Kollegen über Ernährungserfahrungen austauschen können. Diese können auch als Plattform für gemeinsame Aktivitäten wie

Mittags-Spaziergänge oder Koch-Workshops dienen [s123]. Nutzen Sie digitale Kommunikationskanäle im Arbeitsumfeld. Erstellen Sie beispielsweise eine Teams- oder WhatsApp-Gruppe für den Austausch von Rezepten, Tipps und Erfolgen. Dies ermöglicht eine kontinuierliche gegenseitige Unterstützung, auch wenn der persönliche Kontakt im Arbeitsalltag manchmal zu kurz kommt [s122]. Die Einbindung der Kantinen- oder Catering-Verantwortlichen kann sehr hilfreich sein. Sprechen Sie mit den zuständigen Personen über Ihre Ernährungsbedürfnisse und schlagen Sie konkrete Verbesserungen vor. Oft sind kleine Anpassungen wie die separate Ausgabe von Beilagen oder die Kennzeichnung kohlenhydratarmer Optionen möglich [s123]. Entwickeln Sie Strategien für berufliche Veranstaltungen und Meetings. Bieten Sie an, bei der Organisation zu unterstützen und gesunde Alternativen einzubringen. Wenn Sie beispielsweise für die Bestellung des Caterings zuständig sind, können Sie dafür sorgen, dass auch Low-Carb-Optionen verfügbar sind [s122]. Die Schaffung einer positiven "Gesundheitskultur" im Team kann durch gemeinsame Aktivitäten gefördert werden. Organisieren Sie "Gesunde Mittagspausen" oder "Walking Meetings", bei denen Besprechungen während eines Spaziergangs stattfinden. Dies verbindet körperliche Aktivität mit sozialer Interaktion und unterstützt die Ernährungsziele [s123]. Beachten Sie dabei stets die individuellen Bedürfnisse und Präferenzen Ihrer Kollegen. Nicht jeder wird Ihre Ernährungsweise teilen wollen, und das ist völlig in Ordnung. Der Fokus sollte auf der gegenseitigen Unterstützung und dem respektvollen Umgang miteinander liegen [s122]. Die systematische Einbindung des kollegialen Umfelds kann durch regelmäßige Feedback-Runden optimiert werden. Tauschen Sie sich mit Ihren "Ernährungspartnern" darüber aus, was gut funktioniert und wo Verbesserungsbedarf besteht. Diese kontinuierliche Anpassung hilft, die Unterstützungsstrukturen nachhaltig zu gestalten [s123].

4. 3. 3. Langfristige Motivation erhalten

Die langfristige Aufrechterhaltung der Motivation bei einer Low-Carb-Ernährung erfordert einen ganzheitlichen Ansatz, der sowohl strukturierte Unterstützung als auch individuelle Anpassungen umfasst [s124]. Ein wesentlicher Aspekt dabei ist die Entwicklung realistischer und spezifischer Ziele, die über das reine Gewichtsmanagement hinausgehen [s125]. Für die praktische Umsetzung empfiehlt sich die Erstellung eines persönlichen Motivationsplans. Dieser könnte beispielsweise so aussehen: Definieren Sie zunächst ein übergeordnetes Gesundheitsziel, wie "mehr Energie im Alltag" oder "besserer Schlaf". Brechen Sie dieses in kleinere, messbare Zwischenziele herunter. Ein konkretes Beispiel wäre: "Ich möchte in den nächsten drei Monaten meine Energielevel am Nachmittag verbessern, indem ich konsequent auf zuckerhaltige Snacks verzichte." Die regelmäßige Fortschrittsüberwachung spielt eine zentrale Rolle bei der Motivationserhaltung [s126]. Führen Sie ein digitales oder analoges Erfolgsjournal, in dem Sie nicht nur Gewichtsveränderungen, sondern auch andere positive Entwicklungen dokumentieren. Notieren Sie beispielsweise Verbesserungen in Ihrer Konzentrationsfähigkeit, Ihrer Stimmung oder Ihrer Schlafqualität. Psychologische Unterstützung und emotionale resilienz sind weitere Schlüsselfaktoren [s124]. Entwickeln Sie Strategien zum Umgang mit Stress und emotionalem Essen. Eine bewährte Technik ist die "HALT-Methode": Bevor Sie zu einem ungesunden Snack greifen, fragen Sie sich: Bin ich hungrig, ängstlich, einsam oder müde? Diese Selbstreflexion hilft, die wahren Bedürfnisse zu erkennen und angemessen darauf zu reagieren. Die Integration digitaler Unterstützungssysteme kann die Motivation erheblich steigern [s127]. Nutzen Sie Apps oder Online-Plattformen, die personalisierte Erinnerungen und Feedback bieten. Richten Sie beispielsweise tägliche Motivations-Notifications ein oder nutzen Sie digitale Erfolgsstrecker, die Ihre Fortschritte visualisieren. Professionelle Unterstützung kann besonders in Plateauphasen oder bei Motivationstiefs wertvoll sein [s126]. Erwägen Sie regelmäßige Beratungsgespräche mit einem Ernährungsexperten, der Ihre Strategie an sich verändernde Bedürfnisse anpasst. Ein praktischer Ansatz wäre, alle 6-8 Wochen einen Check-up-Termin zu vereinbaren. Die Visualisierung von Erfolgen ist ein kraftvolles Motivationswerkzeug [s125]. Erstellen Sie eine digitale oder physische "Vision Board" mit Ihren Gesundheitszielen und positiven

Affirmationen. Ergänzen Sie diese regelmäßig mit Fotos oder Notizen, die Ihre Fortschritte dokumentieren. Besonders wichtig ist die Anerkennung nicht-gewichtsbezogener Erfolge [s128]. Führen Sie eine "Erfolgs-Checkliste", auf der Sie Verbesserungen wie stabilere Blutzuckerwerte, bessere Laborwerte oder gesteigerte körperliche Leistungsfähigkeit festhalten. Die Anpassungsfähigkeit des Motivationsplans ist entscheidend [s126]. Überprüfen Sie monatlich Ihre Ziele und Strategien. Fragen Sie sich: Was funktioniert gut? Wo gibt es Schwierigkeiten? Passen Sie Ihre Vorgehensweise entsprechend an. Ein konkretes Beispiel wäre die monatliche "Strategie-Revision" am ersten Sonntag des Monats. Die Schaffung eines personalisierten Nutzererlebnisses erhöht die langfristige Motivation [s129]. Gestalten Sie Ihre Low-Carb-Ernährung so, dass sie zu Ihrem Lebensstil passt. Wenn Sie beispielsweise ein Frühaufsteher sind, nutzen Sie die Morgenstunden für die Mahlzeitenvorbereitung. Sind Sie eher ein Nachtmensch, planen Sie die Vorbereitung am Abend. Kontinuierliches Feedback und regelmäßige Erinnerungen helfen, die Motivation aufrechtzuerhalten [s129]. Etablieren Sie ein System von "Motivation Triggers" - das können Erinnerungen im Smartphone sein, motivierende Postits am Arbeitsplatz oder regelmäßige Check-ins mit einem Motivationspartner. Die Berücksichtigung physiologischer Aspekte ist ebenfalls wichtig [s128]. Achten Sie besonders auf eine ausreichende Elektrolyt- und Flüssigkeitszufuhr, da deren Mangel die Motivation negativ beeinflussen kann. Ein praktischer Tipp: Stellen Sie sich jeden Morgen eine große Flasche Wasser mit einer Prise Meersalz auf den Schreibtisch.

Zusammenfassung - 4. 3. Nachhaltige Implementation

- Wissenschaftliche Studien belegen, dass feste Gewohnheiten maßgeblich zum Erreichen von Ernährungszielen beitragen
- Die "20-Minuten-Regel" beim Essen fördert nachweislich die Sättigung und Nährstoffaufnahme
- Ernährungspartnerschaften am Arbeitsplatz erhöhen signifikant die Erfolgsquote bei Ernährungsumstellungen
- Gesundheitszirkel und Walking-Meetings verbinden effektiv körperliche Aktivität mit sozialer Interaktion
- Die HALT-Methode (Hungrig, Ängstlich, Einsam, Müde) hilft bei der Identifikation emotionalen Essverhaltens
- Regelmäßige Elektrolyt- und Flüssigkeitszufuhr ist entscheidend für die Aufrechterhaltung der Motivation
- Digitale Erfolgsstrecker und personalisierte Erinnerungssysteme steigern nachweislich die Adhärenz
- Die systematische Dokumentation nicht-gewichtsbezogener Erfolge verstärkt die langfristige Motivation
- Stress-Management und emotionale Resilienz sind Schlüsselfaktoren für nachhaltigen Erfolg
- Monatliche Strategie-Revisionen optimieren die individuelle Anpassung der Ernährungsweise

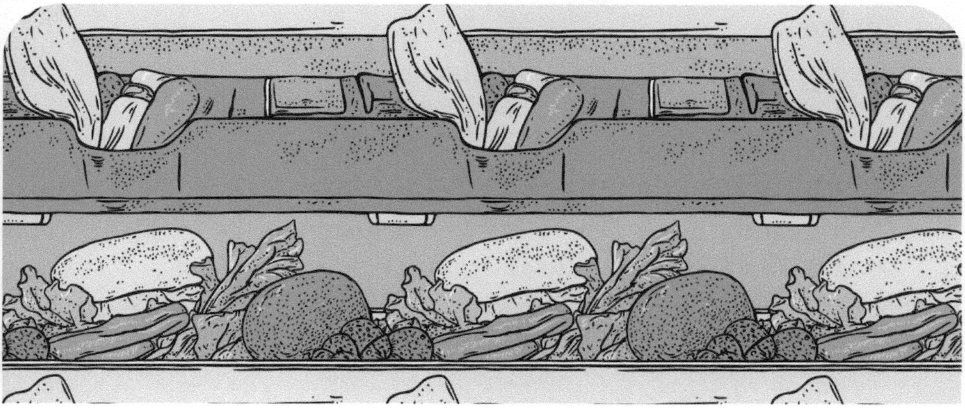

Rückblick - 4. Langfristiger Erfolg im Job

- Eine Low-Carb-Ernährung im Berufsalltag erfordert sorgfältige Planung und Vorbereitung von Mahlzeiten am Wochenende.
- Regelmäßige Pausen und ein separater Essbereich fördern achtsames Essen und reduzieren Stress.
- Die Work-Life-Balance spielt eine zentrale Rolle für die erfolgreiche Integration der Ernährungsumstellung.
- Feste Essenszeiten und der Grundsatz, Mahlzeiten nur am Tisch einzunehmen, verhindern achtloses Snacken.
- Digitale Ernährungstagebücher und Apps zur automatisierten Nahrungsanalyse erleichtern die Organisation.
- Die Fähigkeit des Körpers zur Fettverbrennung entwickelt sich durch Training der Stoffwechselflexibilität.
- Elektrolytmangel bei kohlenhydratarmer Ernährung kann zu Müdigkeit und Leistungseinbußen führen.
- Ein "Cognitive Breaking System" mit 90-minütigen Konzentrationsphasen und 10-minütigen Pausen optimiert die mentale Leistung.
- Die Bildung von "Ernährungspartnerschaften" am Arbeitsplatz erhöht nachweislich die Erfolgsaussichten.
- Gesundheitszirkel und digitale Kommunikationskanäle schaffen nachhaltige Unterstützungsstrukturen.
- Die HALT-Methode hilft bei der Selbstreflexion vor impulsivem Snacken.
- Regelmäßige Strategie-Revisionen und Check-ups mit Ernährungsexperten unterstützen die Motivation.
- Ketonkörper können als alternative Energiequelle die Gehirnleistung stabilisieren.
- Die Integration von Bewegung und achtsamem Essen fördert eine positive Gesundheitskultur im Team.

Kostenlose Zusatzangebote in Planung

Wir freuen uns, Ihnen künftig ergänzende kostenlose Materialien zu diesem Buch anbieten zu können:

- Ein exklusives Bonuskapitel mit zusätzlichen Inhalten
- Eine kompakte Zusammenfassung des gesamten Buches im PDF-Format

Die Veröffentlichung dieser Materialien ist für Januar 2025 geplant.
Besuchen Sie gerne schon heute unsere Website. Sobald unser Newsletter-Service startet (voraussichtlich Januar 2025), können Sie sich dort für Updates registrieren und verpassen keine Neuigkeiten zu den kostenlosen Zusatzangeboten.

SaageBooks.com/de/low_carb_fuer_berufstaetige-bonus-5YRP41

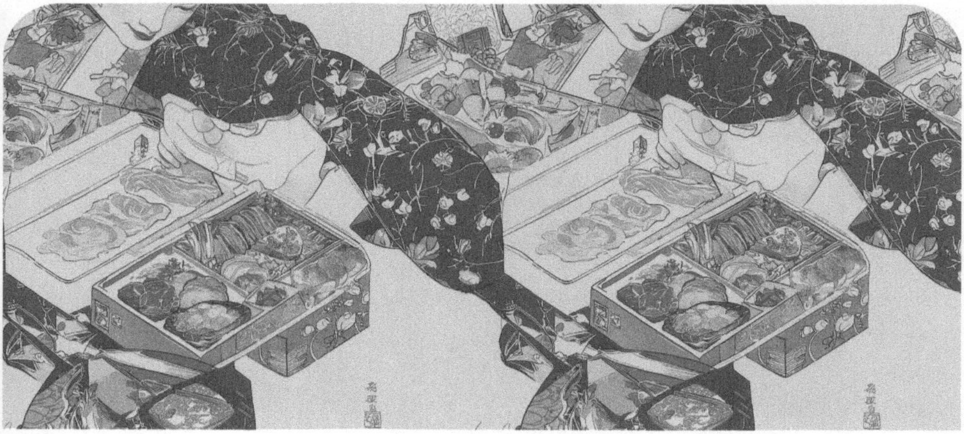

Liebe Leserinnen, liebe Leser,

Ich fühle mich sehr geehrt, dass Sie sich die Zeit genommen haben, mein Buch von Anfang bis Ende zu lesen. Als Autor ist es mein größter Wunsch, Ihnen wertvolle Erkenntnisse und praktische Hilfestellungen mit auf den Weg zu geben. Ihr Vertrauen in meine Arbeit bedeutet mir sehr viel. Ich hoffe, die Lektüre war für Sie bereichernd. Sollten Sie Fragen oder Anregungen haben, können Sie mich gerne über unsere Website kontaktieren.

Wenn Ihnen dieses Buch gefallen hat, würde ich mich sehr über eine ehrliche Rezension freuen. Ihre Meinung ist mir wichtig und hilft anderen Lesern bei ihrer Entscheidung. Sie können Ihre ehrliche Bewertung ganz einfach auf der Verkaufsplattform hinterlassen, über die Sie das Buch erworben haben.
Vielen Dank für Ihre Unterstützung!

Artemis Saage

Saage Media GmbH

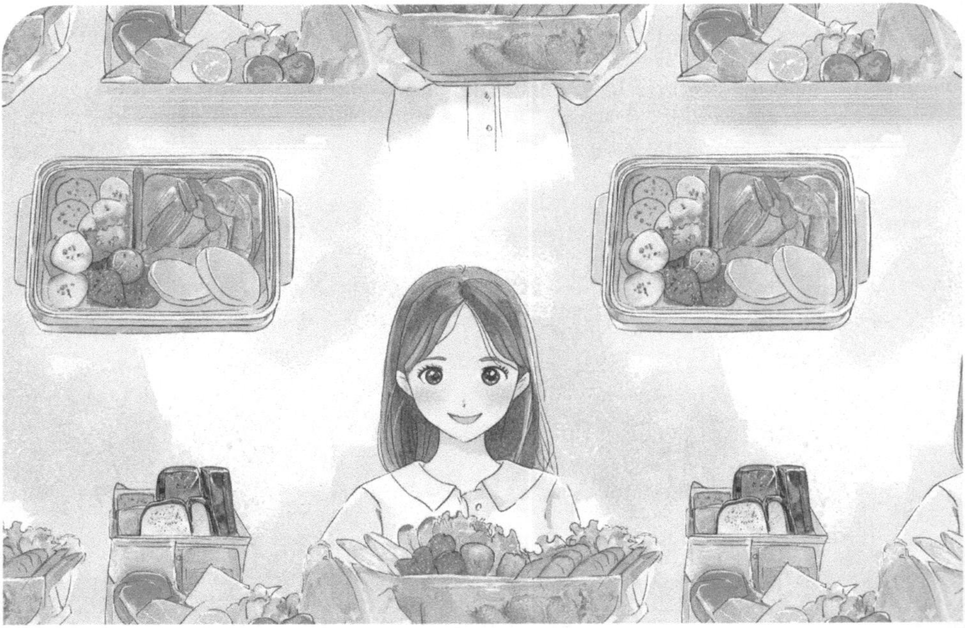

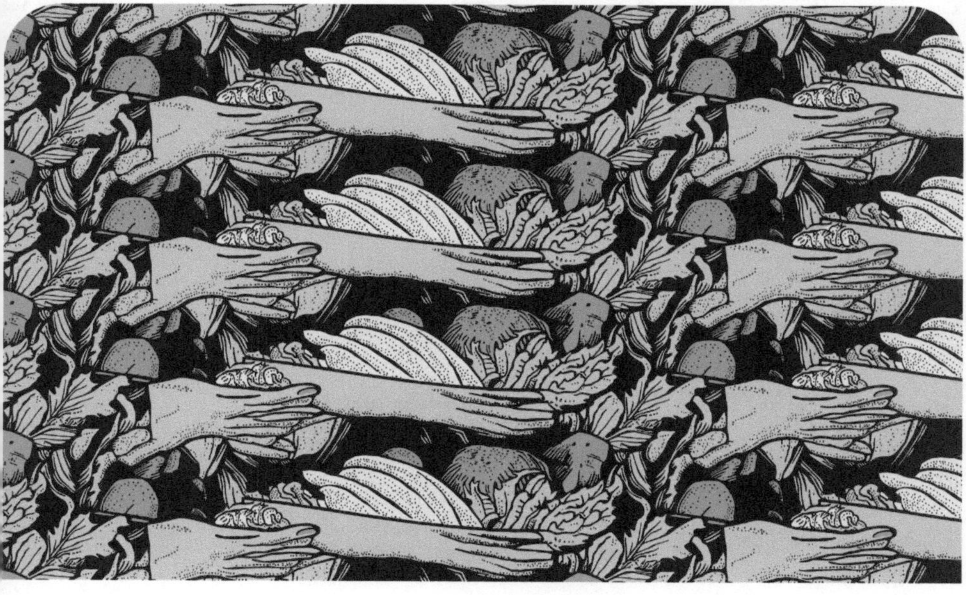

Quellen

Mein aufrichtiger Dank gilt allen Autorinnen und Autoren der zitierten wissenschaftlichen und nicht-wissenschaftlichen Quellen, den Betreibern der referenzierten Internetseiten sowie den Urheberinnen und Urhebern der verwendeten Bilder, Grafiken und Studien, deren wertvolle Arbeiten wesentlich zur Entstehung dieses Buches beigetragen haben.
Für weitere Informationen empfehle ich Ihnen, die verlinkten Quellen-Websites zu besuchen.

Alle Quellen wurden zuletzt aufgerufen am: 2025-01-02

[s1] - https://www.eatingwell.com/article/290678/i-tried-the-ketogenic-diet-for-30-days-and-heres-what-happened/
Autor: Kimberly Holland **Titel:** I Tried the Ketogenic Diet for 30 Days to Lose Weight, and Heres What Happened
von: EatingWell **Erscheinungsdatum:** July 10, 2024
Webseite: EatingWell **Publisher:** Dotdash Meredith

[s2] - https://medievalpod.newmedialab.cuny.edu/wp-content/uploads/support/en-activlife-keto-gummies-4-revolutionary-tips-for-stay-at-home-moms-in-the-us-jwip_pbGRUYWLL
Titel: Activlife Keto Gummies: 4 Revolutionary Tips for Stay-at-Home Moms in the US **von:** Medieval Pod
Webseite: Medieval Pod

[s3] - https://onepotwellness.com/the-ultimate-guide-to-perfectly-thickened-oatmeal/
Autor: Wan Na Chun **Titel:** The Ultimate Guide to Perfectly Thickened Oatmeal
von: One Pot Wellness **Erscheinungsdatum:** Sep 4, 2023
Webseite: One Pot Wellness

[s4] - https://fitandawesome.com/whole30-2/my-whole30-meal-prep/
Autor: Lindsay **Titel:** My Whole30 Meal Prep
von: Fit and Awesome **Webseite:** Fit and Awesome

[s5] - https://www.slideshare.net/slideshow/weight-loss-and-pharmanex-tr90-what-you-need-to-know/33716717
Autor: Louis Cady, MD, FAPA **Titel:** Weight Loss and Pharmanex TR90: What You Need to Know
von: Cady Wellness Institute **Erscheinungsdatum:** 2014-04-19
Webseite: SlideShare

[s6] - https://www.monumentalmarkets.com/office-lunch-service-va/
Titel: Office Lunch Service in Virginia **von:** Monumental Markets
Webseite: Monumental Markets

[s7] - https://www.sleepmedres.org/journal/view.php?number=163
Autor: Gizem Helvaci, Nazli Nur Aslan Cin, Sahinde Canbulat, Hlya Yardimci **Titel:** Evaluating Diet and Sleep Quality of Shift and Non-Shift Nurses Using Three-Factor Pittsburgh Sleep Quality Index and Healthy Eating Index-2015
von: Ankara University **Erscheinungsdatum:** Dec 31, 2020
Webseite: Sleep Medicine Research **Publisher:** The Korean Society of Sleep Medicine

[s8] - https://pubmed.ncbi.nlm.nih.gov/7701285/
Autor: M Lennerns, T Akerstedt, L Hambraeus **Titel:** Nocturnal eating and serum cholesterol of three-shift workers
Erscheinungsdatum: 1994-12 **Webseite:** PubMed
Publisher: Scand J Work Environ Health

[s9] - https://www.ketoclarityhub.com/stream/keto-diet-for-night-shift-workers/
Autor: Keto Clarity Hub **Titel:** Keto Nutrition Tips for Night Shift Workers
Webseite: Keto Clarity Hub

[s10] - https://pubmed.ncbi.nlm.nih.gov/28548389/
Autor: Areesa Manodpitipong, Sunee Saetung, Hataikarn Nimitphong, Nantaporn Siwasaranond, Thanawat Wongphan, Chotima Sornsiriwong, Pranee Luckanajantachote, Prasitchai Mangjit, Prasit Keesukphan, Stephanie J Crowley, Megan M Hood, Sirimon Reutrakul **Titel:** Night-shift work is associated with poorer glycaemic control in patients with type 2 diabetes
von: Mahidol University, Rush University Medical Center **Erscheinungsdatum:** 2017-05-26
Webseite: PubMed **Publisher:** John Wiley Sons Ltd on behalf of European Sleep Research Society

[s11] - https://www.monumentalmarkets.com/office-lunch-service-va/
Titel: Office Lunch Service in Virginia **von:** Monumental Markets
Webseite: Monumental Markets

[s12] - https://ask.metafilter.com/271254/Low-carb-non-smelly-non-meat-foods-for-lunch
Autor: hazyjane **Titel:** Low carb non-smelly non-meat foods for lunch?
von: MetaFilter **Erscheinungsdatum:** November 9, 2014
Webseite: Ask MetaFilter

[s13] - https://www.eatingwell.com/gallery/8062163/high-protein-snacks-for-work/
Autor: Dillon Evans | Titel: 17 High-Protein Snacks to Pack for Work
von: EatingWell | Erscheinungsdatum: October 25, 2024
Webseite: EatingWell | Publisher: Dotdash Meredith

[s14] - https://susanssavourit.blogspot.com/2016/02/staying-healthy-with-workplace-health.html
Titel: Staying Healthy With Workplace Health Hacks... | von: Nuts.com
Erscheinungsdatum: February 26, 2016 | Webseite: Susans Savour-It!

[s15] - https://images.dawn.com/news/1183762/home-chefs-have-moved-on-from-cupcakes-to-zoodles-because-keto-meal-prep-is-hard
Autor: Hafsah Sarfraz | Titel: Home-chefs have moved on from cupcakes to zoodles because keto meal prep is hard
von: Dawn Images | Erscheinungsdatum: 02 Oct, 2019
Webseite: Dawn

[s16] - https://www.tastewiththeeyes.com/2011/12/japchae-when-youre-cooking-for-a-crowd-2/
Autor: Lori Lynn | Titel: Japchae: Noodles for a Crowd
von: Taste With The Eyes | Erscheinungsdatum: December 8, 2011
Webseite: Taste With The Eyes

[s17] - https://pdfs.semanticscholar.org/873c/5983fa6174e5eb9dbefcaf9cfada5e6e8b8b.pdf
Autor: A. H. Robertson, C. Larivire, C. R. Leduc, Z. McGillis, T. Eger, A. Godwin, M. Larivire, S. C. Dorman | Titel: Novel Tools in Determining the Physiological Demands and Nutritional Practices of Ontario FireRangers during Fire Deployments
von: Centre for Research in Occupational Safety and Health (CROSH)Laurentian University | Erscheinungsdatum: January 20, 2017
Webseite: PLOS ONE

[s18] - https://www.diabetes.co.uk/forum/threads/fasting-and-manual-labour.177268/
Autor: Laconic | Titel: Fasting and Manual Labour
von: Diabetes.co.uk | Erscheinungsdatum: Oct 7, 2020
Webseite: diabetes.co.uk

[s19] - https://www.shape.com/healthy-eating/meal-ideas/personal-trainer-stay-fueled-throughout-day
Autor: Julia Malacoff | Titel: Im a Personal Trainer, Heres How I Stay Fueled Throughout the Day
von: Shape | Erscheinungsdatum: July 19, 2022
Webseite: Shape

[s20] - https://healthyfitbusyohmy.com/2018/10/13/meal-prepping-its-okay-if-you-dont-meal-prep/
Autor: healthyfitbusyohmy | Titel: Meal Prepping It's OKAY if You Don't Meal Prep
Erscheinungsdatum: October 13, 2018 | Webseite: Healthy, Fit, Busy OH MY

[s21] - https://pcospersonaltrainer.com/articles/busy-days-diet/
Autor: Erika | Titel: How I Eat a PCOS Healthy Diet on Busy Days
von: PCOS Personal Trainer | Erscheinungsdatum: October 15, 2018
Webseite: PCOS Personal Trainer

[s22] - https://racheltrotta.com/fitness/diet-break/
Autor: Rachel Trotta | Titel: Using a Diet Break to Maintain Health and Sanity Over the Holidays
Webseite: Rachel Trotta

[s23] - https://www.vintti.com/blog/stress-management-for-accountants-balancing-work-and-wellness
Autor: Santiago Poli | Titel: Stress Relief for Accountants: Work-Life Balance
von: Vintti LLC | Erscheinungsdatum: 2024-01-24
Webseite: Vintti

[s24] - https://lorenadrago.com/from-carb-counting-apps-food-culture-to-zen-diabetes-management-in-the-digital-age/
Autor: Lorena Drago, MS, RDN, CDN, CDE | Titel: From Carb Counting Apps, Food Culture, to Zen: Diabetes Management in the Digital Age
Erscheinungsdatum: Apr 08 2024 | Webseite: lorenadrago.com

[s25] - https://nutritionsource.hsph.harvard.edu/stress-and-health/
Titel: Stress and Health | von: Harvard University
Webseite: The Nutrition Source

[s26] - https://medievalpod.newmedialab.cuny.edu/wp-content/uploads/articles/en-where-best-keto-gummies-for-weight-loss-mv2x_hBNrHW5R8
Titel: Empowering Busy Professionals: 2024's Guide to the Best Keto Gummies for Weight Loss | von: Medieval Pod
Webseite: Medieval Pod

[s27] - https://alittlebitofketo.com/?page_entries=3
Autor: Liz | Titel: Pecan Pumpkin Pie
von: alittlebitofketo | Erscheinungsdatum: October 5, 2017
Webseite: alittlebitofketo

[s28] - https://rippedbody.com/switching-from-six-meals-phils-story/
Autor: Andy Morgan | Titel: Switching from Six Meals Bodybuilder Client Phil's Story
von: Ripped Body | Webseite: Ripped Body

[s29] - https://confessionsofafitfoodie.com/21-day-fix-lazy-meal-prep/
Autor: Nancylynn | Titel: 21 Day Fix Lazy Meal Prep | Low Maintenance Recipes to Prep in Little Time
von: Confessions of a Fit Foodie | Erscheinungsdatum: March 24, 2019
Webseite: Confessions of a Fit Foodie

[s30] - https://www.stronginsideout.com/blog/lazy-healthy-batch-meals-with-video
Titel: Lazy-Healthy Batch Meals (with video) | von: Strong Inside Out
Erscheinungsdatum: April 26, 2012 | Webseite: Strong Inside Out

[s31] - https://joy-reid.medium.com/modular-meal-prep-how-to-make-12-meals-in-1-hour-66a89761eb1d
Autor: Joy Reid | Titel: Modular Meal Prep: How to Make 12 Meals in 1 Hour
Erscheinungsdatum: Mar 12, 2021 | Webseite: Medium

[s32] - https://www.ketoclarityhub.com/stream/keto-lunches-for-work/
Autor: Keto Clarity Hub | Titel: Keto Lunches for Busy Professionals: Quick and Delicious Options
Webseite: Keto Clarity Hub

[s33] - https://workweeklunch.com/no-reheat-meal-prep/
Autor: Workweek Lunch | Titel: Cold Lunch Ideas: Meal Prep Recipes When You Don't Have A Microwave
Erscheinungsdatum: July 31, 2024 | Webseite: Workweek Lunch

[s34] - https://www.trainerroad.com/forum/t/eating-while-travelling-for-work-food-suggestions-no-fridge-or-microwave/13696
Autor: Ashleywelch | Titel: Eating while travelling for workfood suggestions-no fridge or microwave
von: TrainerRoad | Erscheinungsdatum: March 22, 2019
Webseite: TrainerRoad Forum

[s35] - https://www.mypromeals.com/blog/article/meal-prep-services-your-secret-weapon-for-healthy-eating
Autor: MyPromeals **Titel:** Meal Prep Services: Your Secret Weapon for Healthy Eating
von: MyPromeals **Erscheinungsdatum:** 08-22-2024
Webseite: mypromeals.com

[s36] - https://workweeklunch.com/work-from-home-meal-prep/
Autor: Workweek Lunch **Titel:** Working From Home Tips: How To Handle Meals If You Work From Home
Erscheinungsdatum: April 27, 2024 **Webseite:** Workweek Lunch

[s37] - https://onceamonthmeals.com/blog/series/better-than-the-freezer-aisle/copycat-smart-ones-santa-fe-beans-and-rice/
Autor: Heather **Titel:** Copycat Smart Ones Santa Fe Beans and Rice
von: Once A Month Meals, LLC **Erscheinungsdatum:** March 6, 2013
Webseite: Once A Month Meals

[s38] - https://www.bbcgoodfood.com/health/healthy-food-guides/healthy-lunch-ideas-work
Autor: Sarah Lienard **Titel:** Healthy lunch ideas for work
von: Good Food **Erscheinungsdatum:** 2022-08-10T17:00:56+01:00
Webseite: BBC Good Food **Publisher:** Good Food

[s39] - https://morethanjustveggies.com/quick-easy-vegan-meals/
Autor: Alina Petre, MSc. RD **Titel:** How to Make Quick Easy Vegan Meals as a Busy Mom
von: Veggies More **Erscheinungsdatum:** March 25, 2019
Webseite: morethanjustveggies.com

[s40] - https://themenumaid.com/category/meal-planning/
Titel: Meal Planning **von:** The Menu Maid
Erscheinungsdatum: December 29, 2023 **Webseite:** The Menu Maid

[s41] - https://bitesofwellness.com/about/
Autor: Sam **Titel:** About
von: Bites of Wellness **Webseite:** Bites of Wellness

[s42] - https://jessicabrs.medium.com/easy-meal-prep-ideas-for-busy-professionals-simplify-your-cooking-routine-6b2c45d9f091
Autor: Jessica B. **Titel:** Easy Meal Prep Ideas for Busy Professionals: Simplify Your Cooking Routine
Erscheinungsdatum: Feb 21, 2024 **Webseite:** Medium

[s43] - https://onepotwellness.com/the-ultimate-guide-to-perfectly-thickened-oatmeal/
Autor: Wan Na Chun **Titel:** The Ultimate Guide to Perfectly Thickened Oatmeal
von: One Pot Wellness **Erscheinungsdatum:** Sep 4, 2023
Webseite: One Pot Wellness

[s44] - https://www.ketoclarityhub.com/stream/keto-lunches-for-work/
Autor: Keto Clarity Hub **Titel:** Keto Lunches for Busy Professionals: Quick and Delicious Options
Webseite: Keto Clarity Hub

[s45] - https://masonfit.com/firecracker-ground-bison-meal-prep-bowls/
Autor: Mason Woodruff **Titel:** Firecracker Ground Bison Meal Prep Bowls
von: Kinda Healthy Recipes **Erscheinungsdatum:** 09282023
Webseite: masonfit.com

[s46] - https://workweeklunch.com/no-reheat-meal-prep/
Autor: Workweek Lunch **Titel:** Cold Lunch Ideas: Meal Prep Recipes When You Don't Have A Microwave
Erscheinungsdatum: July 31, 2024 **Webseite:** Workweek Lunch

[s47] - https://mealplanaddict.com/low-carb-tuna-melt-cups/
Autor: Steph **Titel:** Easy Low Carb Tuna Melt Cups
von: Meal Plan Addict **Erscheinungsdatum:** September 3, 2019
Webseite: Meal Plan Addict

[s48] - https://nourishednotfamished.com/recipe/charcuterie-style-lunch-box/
Autor: Jen **Titel:** Easy Charcuterie-style Lunch Box
von: Nourished Not Famished **Erscheinungsdatum:** 2020-02-12
Webseite: Nourished Not Famished

[s49] - https://www.hungryonion.org/t/whats-for-dinner-96-the-which-marketing-commercial-month-is-it-edition-august-2023/35326?page=14
Autor: MsBean **Titel:** Whats For Dinner #96 - the Which Marketing Commercial Month Is It? Edition
von: Hungry Onion **Erscheinungsdatum:** August 10, 2023
Webseite: Hungry Onion

[s50] - https://www.cub.bi/
von: Cubbi **Webseite:** Cubbi

[s51] - https://www.mypromeals.com/blog/article/meal-prep-services-your-secret-weapon-for-healthy-eating
Autor: MyPromeals **Titel:** Meal Prep Services: Your Secret Weapon for Healthy Eating
von: MyPromeals **Erscheinungsdatum:** 08-22-2024
Webseite: mypromeals.com

[s52] - https://www.mealprepnation.com/stream/meal-prepping-for-bodybuilders/
Titel: Meal Prepping for Bodybuilders **von:** Meal Prep Nation
Webseite: Meal Prep Nation

[s53] - https://discover.texasrealfood.com/carnivore-diet/strategies-for-busy-professionals
Autor: Hafiza Amina Ashiq **Titel:** Carnivore Diet Strategies for Busy Professionals
von: Texas Real Food **Erscheinungsdatum:** Feb 26
Webseite: Texas Real Food

[s54] - https://jow.com/guide/category/meal-planning-c-7R0P/effective-meal-planning-techniques-for-the-family-q-HLZ4Rn
Titel: Effective Meal Planning Techniques for the Family **von:** Jow
Erscheinungsdatum: 2023-12-10 **Webseite:** Jow

[s55] - https://www.mealpro.net/blog/10-bodybuilding-meal-prep-recipe-ideas-build-muscle/
Autor: Chris Park **Titel:** 10 Bodybuilding Meal Prep Recipe Ideas to Build Muscle
von: MealPro **Erscheinungsdatum:** March 19, 2023
Webseite: MealPro

[s56] - https://toomanyfoodboxes.co.uk/box/meal-box/keto/
Titel: Keto Meal Box Options **von:** Too Many Foodboxes
Webseite: toomanyfoodboxes.co.uk

[s57] - https://www.foodandwine.com/factor-meals-review-7373097
Autor: Kayleigh Drake **Titel:** Factor Meals Review: I Tried This Service for a Week and Heres What I Thought
von: Dotdash Meredith **Erscheinungsdatum:** July 25, 2024
Webseite: Food Wine **Publisher:** Food Wine

[s58] - https://nickiieats.com/keto-avocado-toast-the-best-low-carb-avocado-toast/
Autor: Nicole Sunderland **Titel:** Keto Avocado Toast: The BEST Low Carb Avocado Toast
von: Nicki Eats **Erscheinungsdatum:** 2020-04-29
Webseite: Nicki Eats

[s59] - https://www.algvtravelblogue.com/posts/how-to-eat-healthy-while-on-resort/
Autor: Su-Jit Lin **Titel:** How to Eat Healthy While On-Resort
von: ALG Vacations **Erscheinungsdatum:** March 23, 2021
Webseite: ALGV TravelBlogue

[s60] - https://www.quora.com/What-is-the-best-way-to-eat-at-a-buffet-restaurant
Titel: What is the best way to eat at a buffet restaurant? **von:** Quora
Webseite: Quora

[s61] - https://evaluation.ces.ncsu.edu/wp-content/uploads/2020/02/IACC_Conference_Dietary-Guide.pdf
Autor: Anna Hess, Mark Cooper, Hannah Brinsden, Jessie States, Ron Stoddard, Alex Vazquez, Glen Poulter, Mark Ralph, Brian Stapleton, Felix Miaetta, Mariela McIlwraith, Tracy Stuckrath **Titel:** Guide to Managing Conference Delegate Dietary Requirements
von: IACC **Webseite:** IACCmeetings.com
Publisher: IACC

[s62] - https://lexus.jp/international/brand/intersect/tokyo/events/locabo-20170209.html
Autor: Satoru Yamada, Hironobu Tsujiguchi, Riyo Mori **Titel:** Low-carb Food: Beauty and Health
von: INTERSECT BY LEXUS **Erscheinungsdatum:** 2017-03-09
Webseite: Lexus International

[s63] - https://redriverspices.com/how-to-eat-healthy-while-traveling-for-a-conference/
Autor: lonestar **Titel:** How to Eat Healthy While Traveling for a Conference
von: Red River Spices **Erscheinungsdatum:** August 11, 2024
Webseite: Red River Spices

[s64] - https://cibtvisas.com/blog/business-etiquette-brazil
Titel: A Guide to Brazilian Business Etiquette **von:** CIBTvisas
Webseite: CIBTvisas

[s65] - https://abriggs.com/blog/business-etiquette-south-korea
Titel: A Guide to Business Etiquette in South Korea **von:** A Briggs
Webseite: A Briggs

[s66] - https://www.cellartracker.com/forum/printable.asp?m=103527
Autor: tourette **Titel:** Business dinner etiquette
Erscheinungsdatum: 5112010 **Webseite:** CellarTracker

[s67] - https://abriggs.com/blog/business-etiquette-saudi-arabia
Titel: A Guide to Business Etiquette in Saudi Arabia **von:** A Briggs
Webseite: A Briggs

[s68] - https://research.tue.nl/files/315039870/fpsyg-14-1265218.pdf
Autor: Sibo Pan, Xipei Ren, Steven Vos, Aarnout Brombacher **Titel:** NutriColoring: designing a doodling toolkit to support daily self-reported dietary assessment among office workers
von: Eindhoven University of Technology, Beijing Institute of Technology, Fontys University of Applied Sciences **Erscheinungsdatum:** 2023-12-01
Webseite: Frontiers in Psychology **Publisher:** Frontiers Media

[s69] - https://www.truworthwellness.com/blog/tips-for-snacking-at-work/
Titel: Tips For Healthy Snacking At Work **von:** Truworth Wellness
Erscheinungsdatum: Mar 8, 2023 **Webseite:** Truworth Wellness

[s70] - https://www.ijmrhs.com/medical-research/the-effects-of-peer-pressure-on-nutrition-attitudes-and-food-selection.pdf
Autor: Nasser Alqahtani **Titel:** The Effects of Peer Pressure on Nutrition Attitudes and Food Selection
von: Northern Border University **Erscheinungsdatum:** 2020
Webseite: International Journal of Medical Research Health Sciences

[s71] - https://bmchealthservres.biomedcentral.com/articles/10.1186/s12913-021-07418-9
Autor: Verity Worley, Penny Fraser, Steven Allender, Kristy A. Bolton **Titel:** Describing workplace interventions aimed to improve health of staff in hospital settings a systematic review
von: BMC Health Services Research **Erscheinungsdatum:** 2022-04-07
Webseite: BMC Health Services Research **Publisher:** BMC

[s72] - https://leila-billing.medium.com/time-toxic-productivity-and-urgency-cultures-in-non-profits-part-2-1ca222bd3486
Autor: Leila Billing **Titel:** Time, toxic productivity and urgency cultures in non-profits: part 2
Erscheinungsdatum: Jun 18, 2023 **Webseite:** Medium

[s73] - https://www.eatingwell.com/gallery/13697/low-carb-lunch-ideas-for-work-that-will-actually-fill-you-up/
Autor: Penelope Wall **Titel:** 20 Low-Carb Lunch Ideas for Work That Will Actually Fill You Up
von: EatingWell **Erscheinungsdatum:** October 23, 2024
Webseite: EatingWell **Publisher:** Dotdash Meredith

[s74] - https://vault.com/blogs/workplace-issues/10-ways-to-avoid-office-junk-food-and-stick-to-your-health-goals
Autor: Annamarie Houlis **Titel:** 10 Ways to Avoid Office Junk Food and Stick to Your Health Goals
von: Fairygodboss **Erscheinungsdatum:** 2018-01-08
Webseite: Vault **Publisher:** Vault

[s75] - https://www.mealpro.net/blog/carrots-keto-nutritionist-answers/
Autor: Andrea Jeffery, MS, RDN, LD **Titel:** Are Carrots Keto?
von: MealPro **Erscheinungsdatum:** September 12, 2022
Webseite: MealPro

[s76] - https://www.upmcmyhealthmatters.com/10-tips-for-healthy-eating-in-the-workplace/
Autor: Amanda Gabarda EdD, MPH **Titel:** 10 tips for healthy eating in the workplace
von: UPMC MyHealth Matters **Webseite:** UPMC MyHealth Matters

[s77] - https://www.health.com/high-protein-low-carb-snacks-8654070
Autor: Johna Burdeos, RD **Titel:** 16 High-Protein, Low-Carb Snacks To Try
von: Health **Erscheinungsdatum:** June 24, 2024
Webseite: health.com **Publisher:** Dotdash Meredith

[s78] - https://pmc.ncbi.nlm.nih.gov/articles/PMC3775360/
Autor: Krysten Blackford, Jonine Jancey, Andy H. Lee, Peter Howat, Melissa Ledger **Titel:** Office-Based Physical Activity and Nutrition Intervention: Barriers, Enablers, and Preferred Strategies for Workplace Obesity Prevention, Perth, Western Australia, 2012
von: Curtin University **Erscheinungsdatum:** 2013-09-12
Webseite: National Center for Biotechnology Information **Publisher:** U.S. Government

[s79] - https://www.medscape.com/viewarticle/how-eat-healthy-while-working-healthcare-2024a1000dus
Autor: Dina Cheney, Catherine Harmon Toomer, John La Puma, Amy Margulies, Lisa Andrews, Hlne Bertrand, Jess DeGore, Janese S. Laster, Jabe Brown **Titel:** How to Eat Healthy While Working in Healthcare
von: Medscape **Erscheinungsdatum:** July 29, 2024
Webseite: Medscape **Publisher:** WebMD, LLC

[s80] - https://www.virtua.org/articles/your-10-point-plan-to-avoid-winter-weight-gain
Autor: Denne "Donee" Thomas-Patterson, MD **Titel:** Your 10-Point Plan to Avoid Winter Weight Gain
von: Virtua **Webseite:** Virtua

[s81] - https://www.army.mil/article/137729/managing_pre_diabetes
Autor: Mary Ann Crispin **Titel:** Managing pre-diabetes
von: Kenner Army Health Clinic **Erscheinungsdatum:** November 6, 2014
Webseite: Army.mil **Publisher:** U.S. Army

[s82] - https://www.medscape.com/viewarticle/how-eat-healthy-while-working-healthcare-2024a1000dus
Autor: Dina Cheney, Catherine Harmon Toomer, MD, John La Puma, MD, FACP, Amy Margulies, RD, LDN, Lisa Andrews, MEd, RD, LD, Hlne Bertrand, MD, Jess DeGore, RD, LDN, CDCES, CHWC, Janese S. Laster, MD, Jabe Brown, BHSc (Nat) **Titel:** How to Eat Healthy While Working in Healthcare
von: Medscape **Erscheinungsdatum:** July 29, 2024
Webseite: Medscape **Publisher:** WebMD, LLC

[s83] - https://susanssavourit.blogspot.com/2016/02/staying-healthy-with-workplace-health.html
Titel: Staying Healthy With Workplace Health Hacks... **von:** Nuts.com
Erscheinungsdatum: February 26, 2016 **Webseite:** Susans Savour-It!

[s84] - https://au.atkins.com/blog/making-atkins-work-at-work/
Autor: Linda OByrne **Titel:** Making Atkins work at work
von: Atkins **Webseite:** Atkins AU

[s85] - https://www.destress.com/daily-life/at-work/how-to-eat-healthy-at-the-office/
Titel: How to Eat Healthy at the Office **von:** DeStress.com
Webseite: DeStress.com

[s86] - https://www.xyngular.com/en/blog/6-tips-healthier-happy-hour/
Titel: 6 Tips for a Healthy Happy Hour **von:** Xyngular
Erscheinungsdatum: April 19th, 2017 **Webseite:** xyngular.com

[s87] - https://www.quora.com/How-do-you-get-yourself-to-keep-working-long-hours-without-getting-tired-or-bored
Titel: How do you get yourself to keep working long hours without getting tired or bored? **von:** Quora
Webseite: Quora

[s88] - https://www.vintti.com/blog/stress-management-for-accountants-balancing-work-and-wellness
Autor: Santiago Poli **Titel:** Stress Relief for Accountants: Work-Life Balance
von: Vintti LLC **Erscheinungsdatum:** 2024-01-24
Webseite: Vintti

[s89] - https://www.precisionnutrition.com/pause-button-mentality
Autor: John Berardi, PhD, CSCS **Titel:** Cur 'mentis-intermissionis' valetudinem exercitationemque tuam corrumpit
von: Precision Nutrition **Webseite:** Precision Nutrition

[s90] - https://lorenadrago.com/from-carb-counting-apps-food-culture-to-zen-diabetes-management-in-the-digital-age/
Autor: Lorena Drago, MS, RDN, CDN, CDE **Titel:** From Carb Counting Apps, Food Culture, to Zen: Diabetes Management in the Digital Age
Erscheinungsdatum: Apr 08 2024 **Webseite:** lorenadrago.com

[s91] - https://nutritionsource.hsph.harvard.edu/stress-and-health/
Titel: Stress and Health **von:** Harvard University
Webseite: The Nutrition Source

[s92] - http://awildnewwork.com/blog/2015/11/17/tips-for-work-life-integration-be-nicer-to-your-body
Autor: Megan Leatherman **Titel:** Tips for Work-Life Integration: Be nicer to your body
von: A Wild New Work, LLC **Erscheinungsdatum:** November 16, 2015
Webseite: A Wild New Work

[s93] - https://www.vintti.com/blog/stress-management-for-accountants-balancing-work-and-wellness
Autor: Santiago Poli **Titel:** Stress Relief for Accountants: Work-Life Balance
von: Vintti LLC **Erscheinungsdatum:** 2024-01-24
Webseite: Vintti

[s94] - https://pmc.ncbi.nlm.nih.gov/articles/PMC4995529/
Autor: Jatta Puhkala, Katriina Kukkonen-Harjula, Minna Aittasalo, Kirsi Mansikkamaki, Markku Partinen, Christer Hublin, Paula Karmeniemi, Mikael Sallinen, Seppo Olkkonen, Kari Tokola, Anna Ojala, Clas-Hakan Nygard, Mikael Fogelholm **Titel:** Lifestyle counseling in overweight truck and bus drivers - Effects on dietary patterns and physical activity
von: UKK Institute for Health Promotion Research **Erscheinungsdatum:** 2016-08-15
Webseite: PMC **Publisher:** The Authors

[s95] - https://medievalpod.newmedialab.cuny.edu/wp-content/uploads/health/en-ben-napier-weight-loss-r7z6_NjDmPTkNo
Autor: Ben Napier **Titel:** Ben Napier Weight Loss: How 5 Designers Revolutionized Their Health Post-Christmas 2024
von: Medieval Pod **Erscheinungsdatum:** 2024
Webseite: Medieval Pod

[s96] - https://online.utpb.edu/about-us/articles/nursing/why-work-life-balance-is-important-for-nurses
Titel: Why Work-Life Balance Is Important for Nurses **von:** The University of Texas Permian Basin
Webseite: UT Permian Basin

[s97] - https://www.pws.org.nz/support-management/dietary-management
Titel: Dietary Management **von:** Prader-Willi Syndrome Association of New Zealand
Webseite: Prader-Willi Syndrome Association of New Zealand

[s98] - https://foodzilla.io/blog/
Titel: Foodzilla Blog | von: Foodzilla
Webseite: Foodzilla

[s99] - https://www.asundergrad.pitt.edu/study-lab/study-skills-tools-resources/time-management-calculator
Titel: Time Management Calculator | von: University of Pittsburgh
Webseite: Asundergrad Pitt

[s100] - https://www.rochester.edu/human-resources/benefits/
Titel: Total Rewards: Benefits Pay | von: University of Rochester
Webseite: University of Rochester

[s101] - https://hr.unc.edu/benefits/work-life/
Titel: WorkLife Wellness Programs | von: University of North Carolina at Chapel Hill
Webseite: UNC Human Resources

[s102] - https://www.ginstephens.com/all-blog-posts/category/plateaus
Autor: Gin Stephens | Titel: Oh, No! The Dreaded Plateau! What to do if Weight Loss is S-L-O-W
Erscheinungsdatum: 4232017 | Webseite: Gin Stephens

[s103] - https://www.betterhealth.vic.gov.au/health/healthyliving/physical-activity-setting-yourself-goals
Titel: Physical activity setting yourself goals | von: Better Health Channel
Erscheinungsdatum: 2006-04-24 | Webseite: Better Health Channel

[s104] -
https://medievalpod.newmedialab.cuny.edu/wp-content/uploads/support/en-x10boost-keto-gummies-how-5-busy-professionals-in-the-usa-shed-pounds-successfully-4wbw_nMRRMl1Ka
Titel: X10Boost Keto Gummies: How 5 Busy Professionals in the USA Shed Pounds Successfully | von: CUNY New Media Lab
Webseite: Medieval Pod

[s105] - https://www.mypromeals.com/blog/article/meal-prep-services-your-secret-weapon-for-healthy-eating
Autor: MyPromeals | Titel: Meal Prep Services: Your Secret Weapon for Healthy Eating
von: MyPromeals | Erscheinungsdatum: 08-22-2024
Webseite: mypromeals.com

[s106] -
https://medium.com/authority-magazine/remote-work-gordon-tredgold-of-leadership-principles-on-how-to-successfully-navigate-the-a18c943ef832
Autor: Doug Noll | Titel: Remote Work: Gordon Tredgold of Leadership Principles On How To Successfully Navigate The Opportunities Challenges Of Working Remotely Or From Home
von: Authority Magazine | Erscheinungsdatum: Nov 13, 2024
Webseite: Medium

[s107] - https://hamzamuhammdi.medium.com/balancing-work-and-life-practical-tips-for-success-3d3d266717e9
Autor: Hamza Chohan | Titel: Balancing Work and Life: Practical Tips for Success
Erscheinungsdatum: Jul 2, 2024 | Webseite: Medium

[s108] - https://www.ncbi.nlm.nih.gov/books/NBK499830/
Autor: Wajeed Masood; Pavan Annamaraju; Mahammed Z. Khan Suheb; Kalyan R. Uppaluri | Titel: Ketogenic Diet
von: StatPearls Publishing | Erscheinungsdatum: 2024 Jan
Webseite: NCBI Bookshelf | Publisher: StatPearls Publishing

[s109] - https://news.stonybrook.edu/featuredpost/low-carb-diet-could-boost-brain-health-study-finds/
Autor: Lilianne R. Mujica-Parodi, PhD | Titel: Low-Carb Diet Could Boost Brain Health, Study Finds
von: Stony Brook University | Erscheinungsdatum: September 4, 2020
Webseite: Stony Brook University News

[s110] - https://www.quora.com/How-do-low-carb-diets-affect-mental-health-and-cognitive-function
Titel: How do low carb diets affect mental health and cognitive function? | von: Quora
Webseite: Quora

[s111] -
https://medievalpod.newmedialab.cuny.edu/wp-content/uploads/support/en-vibez-keto-gummies-review-do-they-really-help-with-weight-loss-986j_mc2fkHjO7
Titel: The Ultimate Vibez Keto Gummies Review: Do They Really Help with Weight Loss | von: Medieval Pod
Webseite: Medieval Pod

[s112] - https://www.alpecincycling.com/en/training/low-carb-training/
Autor: Bjrn Geesmann | Titel: Low Carb Training: Train more effectively without carbohydrates
von: Alpecin Cycling | Erscheinungsdatum: 25.06.2020
Webseite: Alpecin Cycling

[s113] - https://www.quora.com/How-could-I-stop-my-after-lunch-decrease-of-productivity-at-work
Titel: How could I stop my after-lunch decrease of productivity at work? | von: Quora
Webseite: Quora

[s114] - https://atworkwellbeing.co.uk/blog/understanding-and-managing-workplace-fatigue/
Autor: Lauren Windass | Titel: Understanding and Managing Workplace Fatigue
von: ARDERE | Webseite: At Work Wellbeing

[s115] - https://www.groovyketo.co.uk/blogs/keto-articles/keto-electrolytes-essential-for-success-on-the-ketogenic-diet
Titel: Keto Electrolytes: Essential for Success on the Ketogenic Diet | von: Groovy Keto
Erscheinungsdatum: May 23, 2024 | Webseite: Groovy Keto

[s116] - https://todoist.com/inspiration/mental-fatigue
Autor: Becky Kane | Titel: What to Do When Your Brain Is Too Tired to Think Straight
von: Doist Inc. | Erscheinungsdatum: 2020-07-21
Webseite: Todoist Inspiration Hub | Publisher: Todoist Inspiration Hub

[s117] -
https://www.dco.uscg.mil/Portals/9/DCO%20Documents/5p/5ps/Design%20and%20Engineering%20Standards/Human%20Element%20and%20Ship%20Design%20Division/GuideForMaritimeOperations.pdf
Autor: Carlos A. Comperatore, PhD; Pik Kwan Rivera | Titel: Crew Endurance Management Practices: A Guide for Maritime Operations
von: U.S. Coast Guard Research and Development Center | Erscheinungsdatum: January 2003
Webseite: U.S. Coast Guard | Publisher: U.S. Department of Transportation

[s118] - https://safestart.com/news/a-comprehensive-guide-to-overcoming-the-effects-of-fatigue-in-the-workplace/
Autor: SafeStart **Titel:** A Comprehensive Guide to Overcoming the Effects of Fatigue in the Workplace
von: SafeStart **Erscheinungsdatum:** 2020-02-11
Webseite: SafeStart **Publisher:** SafeStart

[s119] - https://www.nih.gov/health-information/physical-wellness-toolkit
Titel: Your Healthiest Self: Physical Wellness Toolkit **von:** U.S. Department of Health Human Services
Erscheinungsdatum: October 7, 2024 **Webseite:** NIH
Publisher: NIH Office of Communications and Public Liaison

[s120] - https://medievalpod.newmedialab.cuny.edu/wp-content/uploads/articles/en-where-best-keto-gummies-for-weight-loss-mv2x_hBNrHW5R8
Titel: Empowering Busy Professionals: 2024's Guide to the Best Keto Gummies for Weight Loss **von:** Medieval Pod
Webseite: Medieval Pod

[s121] - https://healthyliving.extension.wisc.edu/articles/balancing-food-and-physical-activity/
Autor: Beth Olson **Titel:** Balancing food and physical activity
von: University of Wisconsin-Madison Division of Extension **Webseite:** Healthy Living Extension

[s122] - https://www.dietaryguidelines.gov/sites/default/files/2024-02/Systems%20Science%20DGA%20Report_Final_508-compliant_rev.pdf
Autor: Lila Gutuskey, Rachel Neenan, Ross A. Hammond, Hilary Wagner **Titel:** Applicability of Systems Science Approaches to the Dietary Guidelines for Americans
von: Westat Insight **Erscheinungsdatum:** November 30, 2023
Webseite: U.S. Department of Agriculture **Publisher:** U.S. Department of Agriculture, Food and Nutrition Service

[s123] - https://implementationscience.biomedcentral.com/articles/10.1186/s13012-017-0597-5
Autor: Leah M. Gramlich, Caroline E. Sheppard, Tracy Wasylak, Loreen E. Gilmour, Olle Ljungqvist, Carlota Basualdo-Hammond, Gregg Nelson **Titel:** Implementation of Enhanced Recovery After Surgery: a strategy to transform surgical care across a health system
von: Alberta Health Services **Erscheinungsdatum:** 2017-05-19
Webseite: Implementation Science **Publisher:** BMC

[s124] - https://medievalpod.newmedialab.cuny.edu/wp-content/uploads/support/en-erika-jayne-weight-loss-exploring-her-successful-diet-techniques-s7pn_OjadQ2tLo
Autor: Erika Jayne **Titel:** Erika Jayne Weight Loss: Exploring Her Successful Diet Techniques
von: Medieval Pod **Webseite:** Medieval Pod

[s125] - https://medievalpod.newmedialab.cuny.edu/wp-content/uploads/articles/en-what-you-can-learn-from-rebel-wilson-weight-loss-journey-a2ue_D5Xxn2LuL
Autor: Rebel Wilson **Titel:** What You Can Learn from Rebel Wilson Weight Loss Journey: Tips and Inspiration for Your Own Transformation
von: Medieval Pod **Webseite:** Medieval Pod

[s126] - https://medievalpod.newmedialab.cuny.edu/wp-content/uploads/articles/john-goodman-weight-loss-50k0_WGYMeRWsO
Autor: John Goodman **Titel:** John Goodman's Winter Weight Loss: 10 Strategies He Used for a Healthier 2024
von: Medieval Pod **Webseite:** Medieval Pod

[s127] - https://diabetes.jmir.org/2021/3/e25751/
Autor: Charlotte Summers, Simon Tobin, David Unwin **Titel:** Evaluation of the Low Carb Program Digital Intervention for the Self-Management of Type 2 Diabetes and Prediabetes in an NHS England General Practice: Single-Arm Prospective Study
von: DDM Health **Erscheinungsdatum:** 2021-09-09
Webseite: JMIR Diabetes **Publisher:** Journal of Medical Internet Research

[s128] - https://www.cookunity.com/blog/how-long-does-it-take-to-lose-weight-on-keto
Titel: How Long Does It Take to Lose Weight on Keto? **von:** CookUnity
Erscheinungsdatum: 2023-05-11 **Webseite:** CookUnity

[s129] - https://diabetes.jmir.org/2020/1/e15030/
Autor: Charlotte Summers, Kristina Curtis **Titel:** Novel Digitalis Architectura de 'Programma Carbo Humilis' pro Initiando et Sustinendo Longo Termino Salubris Promotio Mutationes Morum in Patientibus cum Diabete Typo II
von: Diabetes Digital Media **Erscheinungsdatum:** 2020-03-04
Webseite: JMIR Diabetes **Publisher:** Journal of Medical Internet Research

Bild-Quellen

Informationen zu allen folgenden Bildern

Keines der Bilder wurden verändert, nur die Auflösung wurde angepasst.
Alle Bilder haben weiterhin die ursprängliche Lizenz.
Trotz sorgfältiger Prüfung kann die Richtigkeit und die Zuordnung der Bilder nicht garantiert werden.
Alle verwendeten Bilder wurden gemäß ihrer jeweiligen Lizenzbestimmungen verwendet.
Bei der eBook Version wurden die Bilder zu nummerierten Collagen zusammengestellt.
Alle Bilder wurden final abgerufen und geprüft am 2025-01-02.

Verwendete Lizenzen

CC BY 2.0	https://creativecommons.org/licenses/by/2.0
CC0	http://creativecommons.org/publicdomain/zero/1.0/deed.en
CC BY 3.0	https://creativecommons.org/licenses/by/3.0
CC BY 4.0	https://creativecommons.org/licenses/by/4.0

Bildnachweise

[i1] - 001_001_001_image_meal_prepping.jpeg
https://upload.wikimedia.org/wikipedia/commons/0/0e/Meal_prep_food_container_%2843991880552%29.jpg
Date: 2018-08-14 **von:** Netha Hussain
Künstler: Ella Olsson **License:** CC BY 2.0 (https:creativecommons.orglicensesby2.0)

[i2] - 001_001_002_image_nussmischungen.jpeg
https://upload.wikimedia.org/wikipedia/commons/7/77/Mixed_Nuts_%28Alabama_Extension%29.jpg
Date: 2015-03-04 **von:** Ser Amantio di Nicolao
Künstler: Alabama Extension **License:** CC0 (http:creativecommons.orgpublicdomainzero1.0deed.en)

[i3] - 001_001_003_image_tryptophan.jpeg
https://upload.wikimedia.org/wikipedia/commons/7/7c/L-tryptophan_ball-and-stick.png
Date: 2013-07-08 **von:** Morska Papuzka
Künstler: MarinaVladivostok **License:** CC0 (http:creativecommons.orgpublicdomainzero1.0deed.en)

[i4] - 001_002_001_image_gorgonzola.jpeg
https://upload.wikimedia.org/wikipedia/commons/1/1e/Gorgonzola_and_a_pear.jpg
Date: 2006-05-03 **von:** Broc
Künstler: Jon Sullivan **License:** Public domain

[i5] - 001_002_001_image_edamame.jpeg
https://upload.wikimedia.org/wikipedia/commons/9/97/Shelled_edamame_beans.jpg
Date: 2024-05-06 **von:** Fumikas Sagisavas
License: CC0 (http:creativecommons.orgpublicdomainzero1.0deed.en)

[i6] - 001_002_001_image_seitan.jpeg
https://upload.wikimedia.org/wikipedia/commons/6/64/Water-soaked_seitan_shreds.jpg
Date: 2024-06-24 **von:** Fumikas Sagisavas
License: CC0 (http:creativecommons.orgpublicdomainzero1.0deed.en)

[i7] - 001_002_003_image_proteinsmoothie.jpeg
https://upload.wikimedia.org/wikipedia/commons/c/c2/Protein_shake.jpg
Date: 2009-03-01 **von:** Sandstein
License: CC BY 3.0 (https:creativecommons.orglicensesby3.0)

[i8] - 001_002_003_image_beef_jerky.jpeg
https://upload.wikimedia.org/wikipedia/commons/1/1f/Beef-jerky.jpg
Date: 2011-02-09 **von:** Severein
License: CC0 (http:creativecommons.orgpublicdomainzero1.0deed.en)

[i9] - 001_003_001_image_energiebaellchen.jpeg
https://upload.wikimedia.org/wikipedia/commons/b/b4/No-bake-energy-balls_%282%29_%2849658524201%29.jpg
Date: 2020-03-14 **von:** Netha Hussain
Künstler: Meg H **License:** CC BY 2.0 (https:creativecommons.orglicensesby2.0)

[i10] - 001_003_002_image_hydration.jpeg
https://upload.wikimedia.org/wikipedia/commons/6/69/Humanitarian_aid_OCPA-2005-10-28-090517a.jpg
Date: 2005-10-19 **von:** Yann
Künstler: United States Air Force **License:** Public domain

[i11] - 001_003_003_image_thunfischavocadosalat.jpeg
https://upload.wikimedia.org/wikipedia/commons/d/dc/Avocado_and_tuna_salad_%289902653876%29.jpg
Date: 2013-09-22 **von:** Blythwood
Künstler: Luca Nebuloni **License:** CC BY 2.0 (https:creativecommons.orglicensesby2.0)

[i12] - 001_003_003_image_mikrowellenfreundliche_mahlzeiten.jpeg
https://upload.wikimedia.org/wikipedia/commons/7/78/Frozen-TV-dinner-top-view.jpg
Date: 2018-03-21 **von:** Sir Beluga
License: CC0 (http:creativecommons.orgpublicdomainzero1.0deed.en)

[i13] - 002_001_001_image_glasbehaelter.jpeg
https://upload.wikimedia.org/wikipedia/commons/b/b7/Glass_food_storage_container_with_Easy_Find_Lids.jpg
Date: 2011-03-15 **von:** Flickr upload bot
Künstler: Rubbermaid Products **License:** CC BY 2.0 (https:creativecommons.orglicensesby2.0)

[i14] - 002_002_001_image_bentoboxprinzip.jpeg
https://upload.wikimedia.org/wikipedia/commons/c/c0/Nori_bento_with_grilled_salmon_lunch_box_of_Lawson.jpg
Date: 2022-01-24 **von:** dokushima miruku
License: CC0 (http:creativecommons.orgpublicdomainzero1.0deed.en)

[i15] - 002_003_001_image_fisch.jpeg
https://upload.wikimedia.org/wikipedia/commons/c/ca/Fresh_fish_heads.jpg
Date: 2024-07-14 **von:** Fumikas Sagisavas
License: CC0 (http:creativecommons.orgpublicdomainzero1.0deed.en)

[i16] - 002_003_001_image_fleisch.jpeg
https://upload.wikimedia.org/wikipedia/commons/9/91/13-09-01-kochtreffen-wien-Bi-frie-057.jpg
Date: 2013-09-01 **von:** Bi-frie
License: CC BY 3.0 (https:creativecommons.orglicensesby3.0)

[i17] - 002_003_001_image_molkereiprodukte.jpeg
https://upload.wikimedia.org/wikipedia/commons/e/e7/1970_-_Lehigh_Valley_Dairy_-_Products_-_Allentown_PA.jpg
Date: 1970 **von:** Atwngirl
Künstler: Self Scanned **License:** Public domain

[i18] - 002_003_003_image_umweltfreundlichkeit.jpeg
https://upload.wikimedia.org/wikipedia/commons/2/29/Eco-friendly_cardboard_packaging_for_takeaways.jpg
Date: 2022-06-27 **von:** Tjobbe A
Künstler: Meanwell Packaging **License:** CC BY 2.0 (https:creativecommons.orglicensesby2.0)

[i19] - 003_001_001_image_pochierte_eier.jpeg
https://upload.wikimedia.org/wikipedia/commons/5/5c/A_poached_eggs_on_bread.jpg
Date: 2019-11-18 **von:** Biso
Künstler: Biser Todorov **License:** CC BY 4.0 (https:creativecommons.orglicensesby4.0)

[i20] - 003_001_001_image_carpaccio.jpeg
https://upload.wikimedia.org/wikipedia/commons/a/a3/Carpaccio_de_b%C5%93uf%2C_restaurant_Danieli_%28Vienne%2C_Autriche%29.jpg
Date: 2019-08-10 **von:** Benot Prieur
License: CC0 (http:creativecommons.orgpublicdomainzero1.0deed.en)

[i21] - 003_001_001_image_meeresfruechtecocktail.jpeg
https://upload.wikimedia.org/wikipedia/commons/f/f8/Cocktail_1_bg_060702.jpg
Date: 2002-06-07 **von:** File Upload Bot (Magnus Manske)
Künstler: see below. **License:** Public domain

[i22] - 003_001_001_image_tartar.jpeg
https://upload.wikimedia.org/wikipedia/commons/7/7e/Steak_tartare%2C_vegetable_crisps_and_toasted_bread_-_Petit_Pois_Restaurant_2024-07-11.jpg
Date: 2024-07-11 **von:** Onthewings
Künstler: Andy Li **License:** CC0 (http:creativecommons.orgpublicdomainzero1.0deed.en)

[i23] - 003_001_001_image_kaeseplatte.jpeg
https://upload.wikimedia.org/wikipedia/commons/5/5f/Cheese_Platter.jpg
Date: 2024-09-02 **von:** Rotana
License: CC BY 4.0 (https:creativecommons.orglicensesby4.0)

[i24] - 003_001_002_image_buffet.jpeg
https://upload.wikimedia.org/wikipedia/commons/7/78/Super_China_Buffet_-_November_2023_-_Sarah_Stierch_03.jpg
Date: Taken **von:** Missvain
License: CC BY 4.0 (https:creativecommons.orglicensesby4.0)

[i25] - 003_001_003_image_proteinriegel.jpeg
https://upload.wikimedia.org/wikipedia/commons/5/55/Three_protein_bars.jpg
Date: 2016-07-31 **von:** Mx. Granger
License: CC0 (http:creativecommons.orgpublicdomainzero1.0deed.en)

[i26] - 003_001_003_image_fitnessstudio.jpeg
https://upload.wikimedia.org/wikipedia/commons/5/55/Gym_Fitness_Center_%2822370915258%29.jpg
Date: 2015-11-04 **von:** Tony Webster
Künstler: Carl Lender **License:** CC BY 2.0 (https:creativecommons.orglicensesby2.0)

[i27] - 003_002_001_image_suessigkeitenschublade.jpeg
https://upload.wikimedia.org/wikipedia/commons/d/d9/Candy_desk.jpg
Date: 2011-04-02 **von:** Materialscientist
Künstler: U.S. Senate **License:** Public domain

[i28] - 003_002_001_image_wasserflasche.jpeg
https://upload.wikimedia.org/wikipedia/commons/4/45/Metal_Water_Bottles.jpeg

Date:	2012	**von:**	Amraepowell
License:	CC0 (http:creativecommons.orgpublicdomainzero1.0deed.en)		

[i29] - 003_003_001_image_bewegung.jpeg
https://upload.wikimedia.org/wikipedia/commons/b/b4/Physical_training_at_Grubbs_Vocational_College_%2810004353%29.jpg

Date:	circa	**von:**	Michael Barera
Künstler:	University of Texas at Arlington Photograph Collection	**License:**	CC BY 4.0 (https:creativecommons.orglicensesby4.0)

[i30] - 003_003_002_image_chiapudding.jpeg
https://upload.wikimedia.org/wikipedia/commons/9/90/Chia_seed_pudding_in_a_tea_cup.jpg

Date:	2021-05	**von:**	Miscellaneous contributor
License:	CC0 (http:creativecommons.orgpublicdomainzero1.0deed.en)		

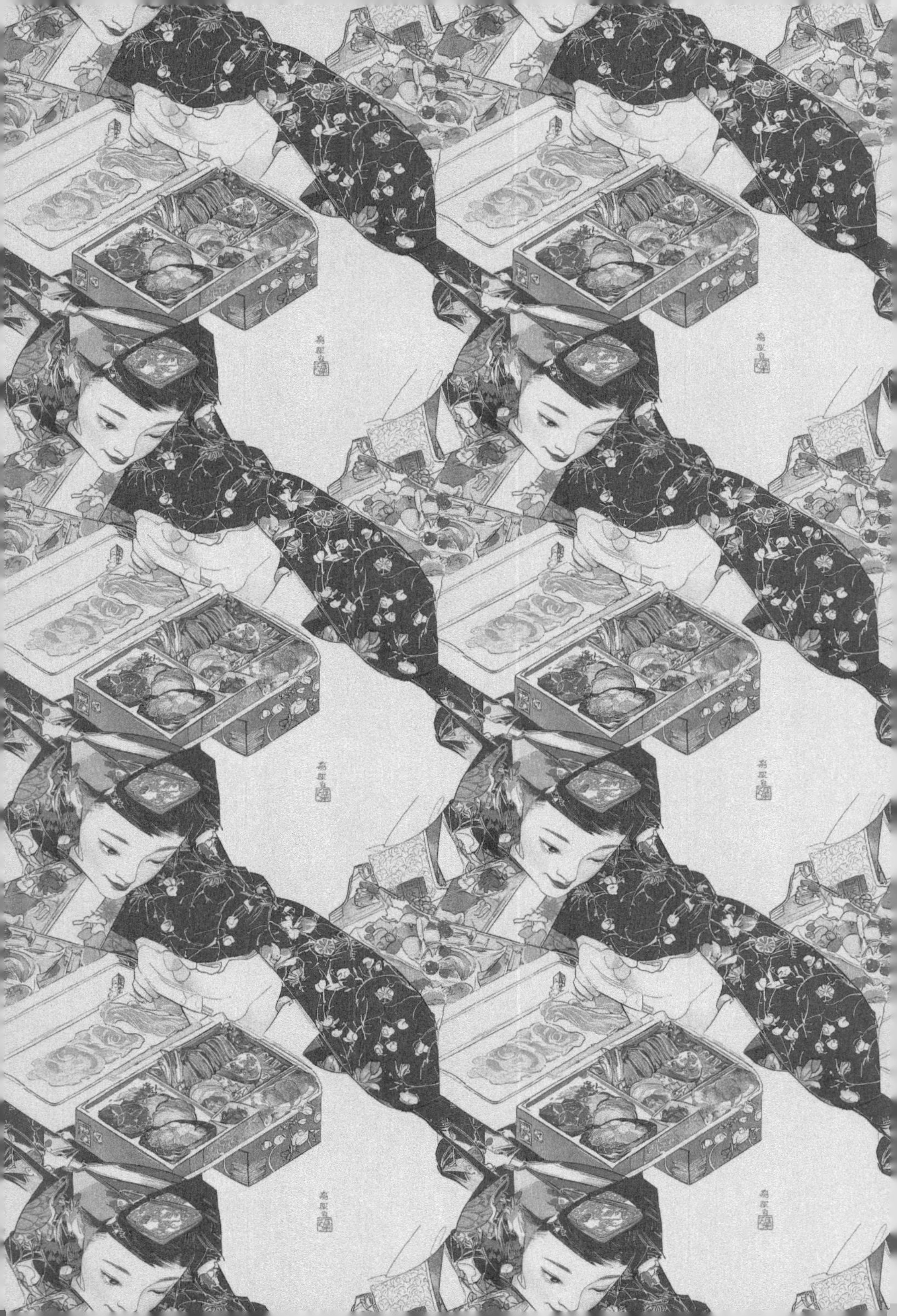

Kolibri 360 GmbH
Ferdinand-Jühlke-Straße 7
99095 Erfurt, Deutschland
produktsicherheit@kolibri360.de